AF468959

TRAICTÉ
DES MALADIES EXTRAORDINAIRES, ET NOVVELLES;

Tiré d'vne Doctrine rare & curieuse, digne d'estre connuë des beaux Esprits de ce temps.

Par M. L. MEYSSONNIER, *Masconn.*
Ret. Conseiller & Medecin ordinaire du Roy, Aggr. au College des Medecins, & demeurant à Lyon.

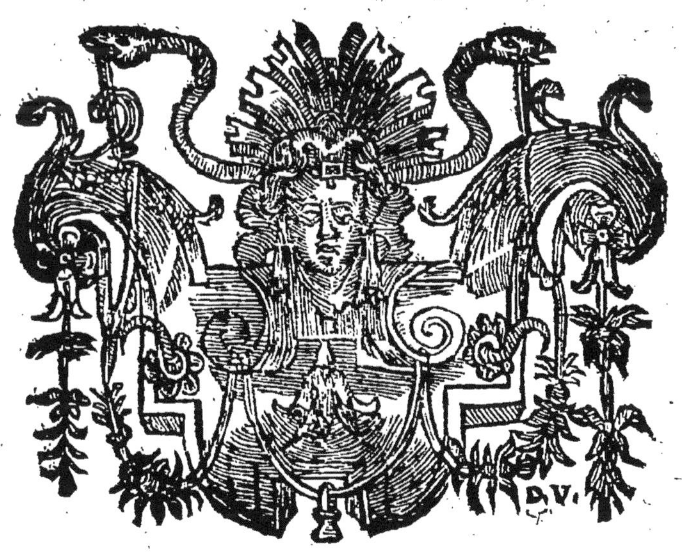

A LYON,
Chez CLAVDE PROST, en ruë Merciere, à l'enseigne de l'Occasion.

M. DC. XLIII.

ADVIS.

AMY LECTEVR, tu as apris vne partie de mon intention en lisant l'Aduertissement mis au deuant de l'Oeuure joint à ce Traité, espere le reste au premier relâche de mes occupations, & excuse les fautes qui n'ont pas esté si bien corrigées en cette premiere impression, qu'il n'en soit resté quelques-vnes que mon escriture malaisée à lire aux Compositeurs auoit fait naistre, comme pag. 19. ligne 27. au lieu de *capitel capital*, p. 57. l. 16. *comme au centre*, ou on a laissé *commencement*, p. 58. lig. derniere, au lieu de *tout*, on a mis *pour*, & plus bas p. 61. l. 5. *Philotogie* a esté laissée au lieu de *Philologie*. I'ay rencontré fortuitement ces fautes en relisant ces pages imprimées n'ayant plus de loisir pour reuoir le reste, ou ta bien-veillance, si tu n'és malicieux, ou bien enuieux, remettront auec la plume ce qui autrement demeure incorrigible sans tout refaire. Si cét Aduis ne sert à ton instruction, ie le montreray tousiours icy pour estre employé à ma iustification. Adieu.

TABLE

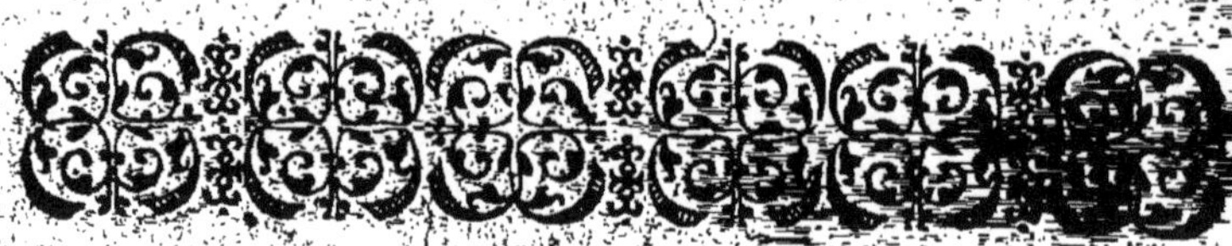

TABLE
DES CHAPITRES.

TRAICTE

TRAICTE' DES MALADIES EXTRAORDINAIRES, Nouuelles, ou desquelles Guyon n'a pas écrit.

Par M. LAZARE MEYSONNIER.

De la maladie des cheueux, appellée Plica.

CHAPITRE I.

ENVIRON l'an de nostre salut mil cinq cens soixante quatre, vn Medecin demeurant an pays de *Brisgovv*, commença de remarquer les accidens de cette maladie en la personne de Gaspard, frere de Sigismond de Hornstein Commandeur en Alsace; Depuis le mal s'épacha dans toutes les contrées voisines, & suiuit le long du Rhin iusques dans les Estats du pays bas. Et sans doute en mesme temps, ou peu apres la mesme incommodité commença de se manifester en ce pays de montagne lequel est entre la Pologne & la Hongrie, en ces endroits d'où naissent tant de fleuves, qui se vont rendre au Danube, ainsi que grossissant continuellement de l'abbord de plusieurs riuieres, il se va ietter dans la Mer Majour par plusieurs bouches ; ainsi que le Nil dans la Mediterranée. Ie tiens cecy pour tout asseuré ; d'autant qu'enuiron la fin du siecle passé cette maladie se communiquant aux Prouinces prochaines, auoit tellement occupé tout le Royaume de Pologne, que cela obligea vn excellent homme, Recteur, & Professeur dãs l'vne des Academies de ces pays Septentrionnaux, d'en escrire aux Medecins de Padoüe, pour en apprendre les causes veritables, & les remedes qui peussent en faciliter la guerison.

Ceux d'Alsace lesquels en donnerent les premieres nouuelles, la nommerent en leur langue *Marenflecht*, comme qui diroit *cheueux tortillez* en la nostre. *Marenvirctung*, *Marenlock*, pour la ressemblance qu'ont ces tortillons entremeslez auec ceux lesquels se trouuent sous le col des truyes, *Schroetlinzoepffe*, *Iudlezoepffe* ; d'autant qu'ils ont opinion que les esprits malins qui ont accoustumé de molester la nuict, & hanter la solitude des bois & des deserts, prennent plaisir à mettre ainsi les cheueux en confusion, & les noüer en floquets ; tout de mesme que ceux lesquels on appelle vulgairement *foulons*, ou *esprits folets*, ont coustume de le faire aux crins des cheuaux

uaux, lesquels on estime qu'ils pensent de nuict. Et veritablement ce que le Prophete Esaïe appelle *Saair* en Hebrieu, & qui est traduit par Santes Pagninus *Beste sauuage hurlante, & Demon,* ou par Arias Montanus *Satyre*, est fort bien interpreté dans la version vulgaire, attribuée à sainct Hierosme *le pelu*; car *Saair* qui a mesme racine sc. *Saaar* signifie *poil*, ou *cheueu*. Buxtorf rendant raison de cela dit, que c'est pource que les demons apparoissent volontiers en forme de boucs velus, & horribles : ce qui peut estre confirmé par vne infinite de veritables histoires. Le plus ancien nom de cette maladie en Allemand se trouue estre *Vvichtel zopffe*, pource qu'ils attribuent aux ames des enfans morts sans baptesme, appellez en leur langue *Vvichtel*, par vne incroyable superstition : ce que les autres accordent aux esprits malins, & incubes; les sçauans mesmes, comme Schenckius le fils, qui en a donné au public la premiere obseruation, se sont laissé emporter à cette croyance, ils ont nommé cette confusion de maux *Tricas Incuborum*. Hercules Saxonia, & le Sieur Tardin Medecin de Tournon ont esté de mesme sentiment; & auec eux Christophle Rumbaum de Breslau, persuadez à ce qu'ils escriuent par experience. Les Polonnois l'ont appellée *Gvvozdzice*, c'est à dire le Clou; & Minadoüs suiuant le vulgaire, s'est voulu seruir d'vn terme Grec, & l'appeller Helotis. Ceux de Russie comme voisins ne se sont pas esloignez de cette signification, la nommans *Koltum*, qui signifie en François vn *pal* ou *pau* qu'on

A 2 fiche

fiche en terre ; pource, ce me semble, que cela s'attache en diuerses parties de la teste, comme des gros cloux, ou paux fichez en diuers lieux ; ou par l'ambiguité du mot Polonnois, qui signifie *Hoste*, pour estre venuë de Russie en Pologne. Saxonia luy a composé vn mot de Grec, & de Latin, quand il l'a voulu nommer *Cirragra*, la fin estant Grecque, & le commencement Latin ; pour lequel quelques vns ont nommé ce mal au rapport de Sennertus *Morbum cirrorum*, c'est à dire la maladie des cheueux noüez, frisez, tortillez, ou comme on parle auiourd'huy *bouclez*. Le mot le plus commun entre les Escriuains, est *Plica Polaca*, ou simplement *Plica* ; à cause des cheueux pliez, & pourroit-on en François la nommer *la Plie*, par vne diction aussi nouuelle en cette signification, que la maladie.

Ce mal, comme nous auons dit, attaque les truyes, mais aussi quelquesfois les cheuaux, comme celuy lequel vn Capitaine conneu par Daniel Sennert, amena d'Hongrie iusques à Dresde, il auoit vn de ces floquets entortillez, qui luy venoit iusques à la corne du pied. Cette incommodité arriue principalement aux personnes, lesquelles ont quelque disposition à la grosse verole, ou qui ont esté attaquez de la rache, laquelle s'est éuanoüye, & r'entrée dans le corps, comme on parle vulgairement ; les femmes ausquelles les pertes reglées qui se font à chaque mois par la matrice sont retenuës : ceux qui ont la coustume de saigner par le nez, & apres l'ont perduë ; ceux lesquels ont de mauuaises dispositions aux parties nobles

nobles, comme le Scorbut s'en allans aux pays où regnoit cette maladie, sont tombez en icelle, comme le Comte Sapicha Porte-enseigne du Duché de Lithuanie, ainsi qu'il est aisé de voir dans l'histoire de son incommodité, escrite par François Mistrutio de Friul son Medecin. Plusieurs r'apportent les origines d'iceluy du ventre de leur mere, & de la semence de leur pere, comme le fils de ce Comte, lequel n'auoit pas encor six ans, & en auoit desia plusieurs floquets noüés & embroüillez espars çà & là parmy ses cheueux. Aussi ce vieux soldat Allemand de Duringen, allegué par Sennert, tenoit celuy qu'il auoit au derriere de la teste de sa mere, laquelle en auoit sept, qu'elle auoit gardées iusques à la mort, chacune de la longueur de deux aulnes.

De tout ce qui a esté dit cy deuant, il est euident que le principal accident de ce mal, n'est qu'vn *entortillement de cheueux*, lequel arriue non seulement en vn endroit, mais en plusieurs de la partie cheueluë de *la teste*, & aussi à *la barbe*, comme à ce Seigneur de Horstein, cy dessus nommé, lequel l'auoit longue iusques au nombril, & si horriblement entremeslée, que son frere le Commandeur ne le pouuoit souffrir à table, & le menaça de le chasser s'il ne la coupoit, ce qu'il offrit d'accepter plustost, que d'en oster la moindre partie, estant comme vne opiniastre passion en ceux qui sont atteints de ce mal, de le souffrir sans croire que cela leur soit à honte ou des-honneur; neantmoins c'est chose fort abominable, tant à cause de quantité de poux qui s'y entremeslent inseparablement, que pour la graisse laquelle s'amasse autour de ces floquets, lesquels sont pour le moins de la grosseur d'vn doigt; outre qu'estant coupez, ou le moins du monde piquez, ils rendent du sang, lequel ne peut estre que tres-impur & tres-corrompu, lors qu'il est accreu & fomenté par quelque mauuais regime, esmeu ou excité par quelque mauuaise disposition des astres, ou de l'air, il fait vn deluge s'escoulant par les *anastomoses* ou embouchcures que les veines ont auec les arteres, entre les articles qui lient les os ensemble, particulierement les vertebres, lesquelles conduisent le cerueau allongé le long du tronc de nos corps; d'où vient que plusieurs, à cause d'icelles relachées, deuiennent bossus; & que les autres parties articulées s'amoncelent, ou relaxées deuiennent impotentes comme on parle.

Cela arriue lors que cette matiere est repoussée par l'air froid, lequel la fait regorger par ce moyen; ce qui suruient lors qu'on luy permet la communication en coupant lesdits floquets composez de cheueux creux, & semblables à des tuyaux, dans lesquels la matiere contenuë est esmeuë par vn mesme esprit que celuy qui accompagne les humeurs lesquels forment les bubons & les charbons en la peste, & duquel nous auons parlé bien au long dans nostre traité *de abditis Epidemion causis*: mesme gaignant le cerueau, comme plus proche il attaque les organes du mouuement, & des sens internes & externes; par ce moyen les vns sont frappez d'apoplexie,

&

les en ſuite d'vne ſaignée, au rapport d'Hercules Saxonia. La meſme choſe s'eſt vevë apres vne ſaignée du pied.

Auſſi eſt-ce choſe tres-hazardeuſe de vouloir prouoquer les ſueurs, ou autre mouuement à la circonference du corps, le centre eſtant impur comme nous en auons aduerty il y a deſia quelques années, par la vingt-cinquieſme de nos *Maximes de ſanté.* C'eſt ce qui fut cauſe que le Comte Sapieha ſus-allegué ne receut point de ſoulagement de la decoction de Chine, de laquelle il vſa durant 40. iours, mais empira; d'autant que les premieres voyes eſtoient farcies de mauuaiſes humeurs retenuës par les obſtructions formées premierement en la fievre quarte; puis auſſi continuées en la ſuite du Scorbut, leſquelles il falloit vuider doucement, & par remedes laxatifs ſans violence.

Voila pourquoy le ſçauant & iudicieux Practicien Daniel Sennertus, Profeſſeur en Medecine à Vvirtemberg, auquel il fut renuoyé par les Medecins de Padouë qui y auoient perdu leur Latin, commença fort prudemment & heureuſement par iceux. Nous donnerons icy la forme d'vn clyſtere tiré de la matiere qu'il ordonna pour cet effet.

℞. Rad. Althea ℥. ij. ß. Rad. polypodij ℥. iij. fol. parietariæ, maluæ, mercurialis, brancæ vrſinæ, ſummitatum altheæ ana M. j. ſem. lini fœnugræci ana ʒ. j. ß. flor. chamæmeli, ſambuci ana p. v. ff. decoctio in ℔. vij. aquæ communis ad tertiæ partis conſumptionem. Vbi componendus erit clyſter, in

cola

colaturæ ℔. j. *dissolue electuar. catholic.* ʒ. *vij. vitellum vnius oui, syrupi rosati solutiui* ℥. *y.* ß. *olei chamæmelini, & liliorum alborum ana* ℥. j. ß. *misce ff. clyster.*

On pourra fort souuent reiterer ce lauement long temps apres le repas, & en temps que la distribution du chyle pourra estre faite en suitte de la digestion, ou premiere concoction.

Voicy aussi la façon d'vn *syrop magistral* purgatif selon sa pensée; mais plus particulier à la maladie que nous traittons, laquelle n'est pas tousiours accompagnée du scorbut, duquel estoit attaint le Comte, lequel il traitoit aussi bien que de la *Plica.*

℞. Rad. polypody querni ℥. *v. agarici electi* ℥. j. *rad. mechoacam veræ* ℥. j. ß. *senæ oriental. mund.* ℥. *iij. epithymi, cuscutæ ana* ʒ. *v. sem. violar. hyperici, ebuli ana* ʒ. *ij.* ß. *flor. mali Persicæ sic. p. xv. his omnibus ex arte dispositis affunde decocti rad. enulæ campanæ, rad. violar. pimpinellæ totius, fragariæ, capillorum ♀. polytrici, cuscutæ, betonicæ, agrimony, passularũ, & sebesten ins. q. aquæ ad tertiæ partis consumptionem facti, colati* ℔. *y. succi rosarum pallidarũ depurati* ℔. j. ß. *aquæ Mercurialis* ℔. j. *digerantur per dies vij. in loco tepido vase bene clauso: deinde tinctus liquor fortissimâ expressione per colatorium transmittatur cui tandem adyciatur* ℔. j. *mannæ electæ cum æq. part. sacchari albi & igne leni percoquantur omnia in syrupum lenitiuum & laxatiuum.*

On pourra donner trois & quatre, voire cinq onces de ce syrop dissoutes dans du boüillon de chico chicorée, ou de buglosse, quand il sera question de purger, y adioustant le poids d'vn escu de crystal de tartre, sur tout apres vne premiere prise

Apres cela il faut auiser, si le mal vient de la rache retenuë, d'vser des remedes purgatifs ordonnez pour cette maladie, & les reïterer plusieurs fois. Si cela vient de la grosse verole, traiter les malades auec les dietes & sudorifiques accoustumez, sans se seruir du mercure en façon quelconque; Si des purgations retenuës aux femmes, il faudra se seruir des moyens enseignez au lieu où il en est traité. Si de ce que les saignées du nez ne viennent plus à l'accoustumée, il faudra suppléer leur defaut en saignant copieusement aux veines les plus amples & apparentes des bras, aux endroits accoustumez. Si du Scorbut, continuer dans les remedes laxatifs, & aperitifs, lesquels seront ordonnez pour iceluy. En fin il faudra se resoudre à l'vsage des choses, qui peuuent donner issuë à ces matieres par les cheueux; les vnes sont remedes externes, les autres internes.

Des externes, les vns sont plus generaux, les autres plus particuliers: Entre les generaux est le *Bain*, & certainement l'experience en a confirmé l'vsage par le moyen de ce Paysan, lequel en Polongne au rapport du Comte Sapieha, guerissoit tous ceux qui estoient frappez de ce mal, & qui se mettoient entre ses mains, en 14. iours en les baignant. Les sept premiers ils deuenoient tout velus, le poil leur sortant plantureusement

par

par tout le corps, & les autres sept par la continuation du mesme bain, il tomboit de soy mesme, & ainsi ils guerissoient.

Sans doute il falloit que ce bain fust composé de simples, desquels la vertu estoit de relacher, & ramollir le cuir, facilitant par ce moyen la sortie des cheueux & de la matiere qui les suiuoit, & auec cela l'impulsion interieure de la nature, laquelle se faisoit auec bien plus d'aise. Voicy la description d'vn, lequel a cette faculté.

℞. rad. althea ℔. j. ß. Capas albus num. vij. corium Erinacei terrestris num. j. tomenti vrsini ℔. j. nicotianæ, abrotani, fol. lauri ana M. iij. ß. brancæ vrsinæ M. v. sem. fœnugræci contusi ℔. j. ß. lanæ succidæ ℔. ij. magmatis ex amygdalis dulcibus contusis & expressis, oleo extracto ℔. ij. ß. cineris Echini terrestris vsti ℔. ß. apum in suis alueolis suffocatarum, exsiccatarum ℔. ij. ladani ℥. v. stercoris caprilli ℔. iij. decoquantur in capacissimo caccabo aheneo cum s. q. aquæ fluuialis, post quartæ partis consumptionem, per colaturam separandæ, & in solium balnearium trayciendæ, noua affusâ aquâ, & decoctione eorundem pharmacorum repetita, donec tandem quod sufficiet pro totius corporis cõmoda absolutione habetur balneo labro exceptũ sit, ac ab omni fœce depuratissimũ interposito rarioris texturæ linteo.

La matiere de ce bain est excellente, fondée sur la verité de plusieurs experiences faites par les Ancieus & modernes, comme Pline, Dioscoride, Soranus, Galien, Auicenne, Rhasis, Bayrus, Varignaua, Vlstadius, Amatus Lusit. Rondelet, Zacutus, & N. Fontanus Medecin d'Am ſterdam, deſquels les paſſages & obſeruations pourroient eſtre alleguées, s'il eſtoit beſoin, pour voir combien ces medicamens employez exterieurement, ſont puiſſans pour faire ſortir le poil. De plus ayans force de ramollir & attirer au dehors, aidant le mouuement de nature, à laquelle en cet endroit ſont contraires les remedes aſtringens & repercuſſifs. Meſme on y pourroit adiouſter à la fin par maniere de diſſolution, de la graiſſe d'ours fonduë, auec de l'huile de lezard, & du miel, remedes approuuez par les ſuſdits Autheurs, & confirmez par la pratique, auſſi bien que l'eſcume de la chair laquelle fait merueille, employée pour meſme fin, ainſi que l'a laiſſé par eſcrit feu Monſieur Ranchim, d'heureuſe memoire, jadis Medecin du Roy, Chancelier & Profeſſeur à Mont-pelier, ſous lequel i'ay receu les premiers enſeignemens & les degrez de licence, & Doctorat en Medecine. On pourra continuer ce bain durant le temps ſuſnommé de quatorze iours, cinq heures du moins apres le repas, euitant le froid autant qu'on pourra, & laiſſant agir nature, ſi elle auance l'euacuation de cette matiere cheueluë par les parties du corps, où elle prendra plus de plaiſir. Les remedes particuliers peuuent ſuiure les generaux. Voilà pourquoy on pourra lauer auſſi la teſte de decoction faite auec l'herbe appellée *Branca vrſina*, des Allemands *Barksch*, & des Polounois *Barſzcz*, laquelle on a reconnu par experience profiter beaucoup à cette maladie, au rapport de Sennert, ſuſ-alleué.

Pour

Pour les remedes internes, il sera fort profitable d'vser de temps en temps de myrabolans confits, lesquels lachent auec certaine adstriction qui rend leur operation grandement confortatiue; Gordon celebre entre les Praticiens en Medecine les appelle nobles medecines, pour purger ceux lesquels sont attaquez des maladies qui viennent aux cheueux, il faut en prendre vne couple le matin. On peut aussi boire à l'ordinaire vne decoction faite auec cheueux de Venus, & figues, lesquelles ont cette proprieté de pousser les impuretez à la circonference du corps, & les faire euacuer par là. En manger mesme fort souuent, & pour le principal regime euiter les lieux froids & humides, auec tout ce qui peut se corrompre facilement, & engendrer vn suc visqueux ou terrestre.

De la maladie nommée en Latin morbus deliorum.

CHAPITRE II.

MERCVRIAL homme tres-sçauant, non seulement en Medecine, mais aussi en la connoissance de l'histoire, & des autres parties de l'Encyclopedie lesquelles peuuent faire nommer quelqu'vn veritablement docte, estime dans ses diuerses leçons, que cette maladie, que l'Orateur Eschines dans vne de ses lettres

tres, remarque en l'Isle de *Delos*, l'vne de celles qui sont encor en l'Archipel, fort peu esloignées du Negrepont, enuiron l'an du monde 4856 & 343. auant la venuë de Nostre Seigneur, estoit vne maladie nouuelle, laquelle ayant paru quelque temps s'est enfin éuanoüye, & on n'en a plus ouy parler. Mais ie ne puis pas estre dans ce sentiment, d'autant qu'Aristote lequel viuoit de ce temps là, remarque que ces *taches blanches*, dont il parle, sont particulieres à l'homme ; & ont cela de singulier qu'elles teignent les cheueux de mesmes couleurs qu'elles. Tout cela se lit en deux de ses problemes ; Si bien qu'il est euident que la maladie estoit desia de long temps en ces quartiers là, & en plusieurs autres lieux de la Grece, puis que ce Philosophe en parloit comme d'vne chose toute conneuë ; ce qui la rendoit merueilleuse à Eschine, c'est qu'y en ayant plus en cet endroit qu'aux autres, il s'en apperçeut plustost là qu'à Athenes, où il ne s'enqueroit point de ce qui estoit de la Medecine estant continuellement dans les occupations du Barreau ; Au lieu qu'Aristote recherchoit continuellement tout ce qu'il pouuoit d'obseruations, & dans la Medecine, & ailleurs, pour auancer la perfection de la Philosophie naturelle. Ie croy que c'estoit veritablement la *lepre blanche*, laquelle se fait auec tumeur, douleur, & laquelle est contagieuse au rapport des Medecins ; car ce bon Orateur en escrit ainsi à Philocrates : *La maladie des Deliens est pestifere, la face de ceux qui en sont frappez est toute infectée de taches blanchastres*, *ils ont aussi les cheueux blancs, le col & la face enflée, sans fievre & sans grande douleur.* Pour faire voir que le bon homme n'estoit pas beaucoup curieux de sçauoir ce que c'estoit, il se contente pour toute cause d'apprendre du commun que c'estoit *la cholere d'Apollon*. Vn Philosophe Naturaliste, & vn Medecin capable, ne reçoiuent point de ces causes, & aujourd'huy c'est auec iuste sujet que les Chrestiens s'en mocquent. Voilà pourquoy nous renuoyons ceux qui voudront apprendre plus particulierement le reste de la theorie & de la pratique à ce qu'a escrit cy-deuant Guyon liure 4. au 2. tome chapitre 21. & au docte & curieux Traité que Monsieur Ranchin, jadis mon Antecesseur en la Faculté de Mont-pelier, & lequel ie nomme par honneur, a laissé en François *de la lepre*, où il confirme l'accident de blancheur, lequel arriue aux ladres, & qui a fait suspendre le iugement que Mercurial voulut donner conformement à ce que nous asseurons icy. Ie finirois ce chapitre, n'estoit que ie veux que le Lecteur curieux remarque que la blancheur du poil arriue apres celle du cuir, par le moyen de *la vapeur* qui se couue sous la condensation de cette couuerture du corps humain, à laquelle les cheueux sont si fort contigus, qu'ils approchent tres-prés de la continuité, ce qui sera aisément confirmé à ceux qui seront tant soit peu Philosophes, par l'obseruation de ceux qui portent la teste fort couuerte, lesquels blanchissent plustost que les autres; de mesme en considerant les herbes qui s'amoncelen comme les laictues & choux cabus, & celles qui sont couuertes de terre, comme la chicorée, les costes d'artichaux lesquelles deuiennent blanches par l'empeschement que rencontre cette *vapeur* laquelle est de *nature mercuriale*, & aërienne, selon nostre Philosophie enseignée aux plus doctes dans le quatrième Rayon de nostre *Pentagone vniuersel* escrit en Latin, aussi bien que *Doctrina noua & arcana febrium*, où cette matiere est examinée encor plus particulierement en faueur des mesmes, *Exercitatione* 2. L'occasion aussi des cheueux blanchis contre nature, m'oblige à faire part au Lecteur qui veut icy apprédre à pratiquer le secret d'vn *sauon merueilleux*, certain & experimenté pour les noircir en perfection. En voicy la recepte. *Prenez des gousses de feues ou des tiges desquelles elles ont esté separées en les battant, noix de ciprés, blettes, sauge, bois de laurier, le tout sec, soit conuerty en cendre, estant mis au feu en telle quantité que vous voudrez, à laquelle vous adiouterez vne troisiéme partie de chaux viue, & verserez dessus suffisante quantité d'eau, dans laquelle vous aurez laissé pourrir les escorces qu'on reiette des noix vertes en les ekalant, ainsi qu'on parle en cette Prouince, iusques à ce qu'elle ait acquis vne espaisse noirceur. Ainsi vous ferez vne lexiue & fort capital en les faisant boüillir auquel coulé & liquide, espaissi en consistence conuenable, vous ioindrez la troisiesme partie d'huile de Cades & d'oliues de celuy qui est appellé Omphacin. Et finalement de la poudre tres-subtile de noyaux de pesches bruslés, deux onces pour liure, & la moitié de bon noir à noircir, qu'il faut y mettre en dernier lieu, & en temps conuenable, n'estant pas necessaire qu'il sente la violence du feu ; selon que vous y adiousterez plus de poudre vous le pourrez rendre plus dur.*

D'vn mal d'armée nommé Encephalonosos, *& de ses accidens.*

Chapitre III.

AV commencement de ce siecle aux enuirons de Nuremberg, & dans le haut Palatinat commença de regner vne violente, dangereuse, & contagieuse maladie, non seulement dans l'armée laquelle estoit en ces quartiers là, mais encor par communication pestilente aux villes, & villages, estouffant continuellement plusieurs personnes de tous âges, sexes, temperamens, & conditions, lesquelles estoient mal secouruës, ou qui ne l'estoient point du tout.

Les principaux accidens de ce mal estoient la fievre violente, & vne douleur de teste insupportable, de laquelle il a tiré le nom lequel nous luy auons conserué, & qui luy a esté donné par Iean Conrad Rhumel, le premier Medecin de ces quartiers là, l'ayant emprunté de deux mots Grecs, ou de trois, si on veut que la proposition en fasse le premier, afin de signifier vn *mal* lequel est *dans la teste*. Les autres qui suiuoient ces premie [illegible] estoient en si grand nombre, & si differ[illegible] le susdit Rhumel en a [illegible] tout vn roole [illegible] *histoires* de diuers malades, lesquels il [illegible] traité auec vn succez assez heureux.

[illegible] principale cause est attribuée par luy à la [illegible] odeur qui naissoit de la corruption de plusieurs charognes, particulierement des corps humains, ce qui est assez familier aux armées. Mais outre cela certainement il y auoit de la maligne disposition en l'air, & aux autres elemens causée par des mouuemens superieurs; d'où naissoit vne agitation violente des humeurs meslez auec le sang qui les emportoit violemment çà & là, principalement contre le cerueau où elle excitoit des *apoplexies*, *conuulsions*, *epilepsies*, *resueries*, *veilles*, & mesme quelquesfois se iettant sur les organes des sens externes des *tintoins*, & *difficultez d'ouyr*, & *vn aueuglement subit*, sans parler de la *lassitude des membres* & *des horreurs & frissonnemens*, lesquels estoient inseparables de cette incommodité. Quand la cause estoit plus puissante, les parties seruantes principalement à la vie, & à la respiration, en estoient diuersement affligées, par des *maux* & *palpitations de cœur*, auec des *difficultez de respirer*. En fin les parties naturelles participoient aussi à cette affliction, estant trauaillées quelquefois d'vne *retention d'excremens* insupportable, & d'autres de *tranchées*, d'vn *flux de ventre* merueilleux, lequel se tournoit en *flux de sang* assez souuent, les vapeurs chaudes & malignes produisoient vne soif estrange, & *noircissoient la langue* & la *char-*

geoient d'vn limon blanc, neantmoins [illegible] & importuns [illegible] deux accidens [illegible] cet Autheur *prunelle noire* & *prunelle* [illegible] de plus cette expiration maligne [illegible] par fois, & prenoit comme vne *f*[illegible] & pour l'ordinaire faisant *desborde*[illegible] force, hors de ses propres conduits [illegible] estoit tout le cuir de *marques & taches* [illegible] *prees*, & quelquesfois *noires*.

Ces dernieres estoient volontiers mortelles, & si la nature ne se disposoit à vne *sueur vniuerselle*, il ne se trouue point qu'aucun guerit de ce mal, icelle arriuant, & les parties nobles estant fortifiées la plus part eschappoit; le *flux de ventre* ne [illegible] soit point à produire la guerison, mais on estoit contraint de le moderer & de l'arrester le plus souuent en prouoquant les sueurs, en quelques vns, neantmoins on estoit obligé de se seruir de clysteres & de suppositoires, ainsi qu'il falut faire en vn ieune homme lequel [illegible] huict iours sans aller du ventre.

En ce cas donc on faisoit vn lauement [illegible] forme. ℞. *violarum, lactucæ, maluarum ana* [illegible] *prunorum par. xv. sem. anisi, fœniculi ana* [illegible] ß. *coquantur in s. q. aq. fontis in colat.* ℥. [illegible] *dissolue sacchari, mellis rosati ana* ℥. *iy. olei* [illegible] *violar. ana* ℥. *j ß. enema.*

Après pour chasser la soif, la fievre, les ardeurs internes, on se seruoit de cette decoction Alexitere, propre à dompter la malignité de ce mal. ℞. *Herb. & radic. fragariæ M. j. florum nymphea rosarum ana M.* ß. *radic. scorzoneræ* ℥. ß.

corticis

citri ʒ. j. ß. santali rubri ʒ. ij coquantur in ... duabus & dimidi. aqua font. ad s. consi- ... ℞. colaturæ mensur. ij. quibus adde rob. ... ℥. j. ß. serap. acetos. ℥. iij. acetos. citri ℥. j. ... rosacei ℥. ij. bulliant parum, clarificentur ... potu quot idiano.

Voicy la *potion sudorifique*, qui estoit le principal instrument de la guerison, laquelle prise il falloit suer par contrainte.

℞. aquæ fl. papaueris erratici, acetosæ, buglossi ana ℥. i. cardui benedicti ℥. i. confecti diascordy, Fracastory ʒ. i. terræ sigillatæ, mithridat. electi ana ℈. i. syrupi de acetositate citri ʒ. ij. misce ff. haustus hydroticus.

Pour vaincre la douleur de teste, chasser la réuerie, & extrauagance d'esprit, & prouoquer le sommeil, voicy vne forme d'application, laquelle il employe ordinairement & auec succez.

℞. aquæ senecionis ℥. iij. verbenæ, sambuci, papaueris erratici ana ℥. i. ß. aceti rosati, florum tunic. ana ℥. ß. theriacalis ʒ. i. ß. sem. papaueris albi ʒ. iij. anethi ℥. ß. nucl. persicor. num. xxi. ff. emulsio capitalis è linteis applicanda instar oxyrhodini, aut frontalis.

Pour la prunelle noire & blanche, vn *gargarisme* estoit employé, composé *d'vne once de trochisques de nitre*, pour lesquels nous pouuons mettre le *crystal mineral* autrement dit *sal prunellæ*, qui sans doute est entendu pour lesdits trochisques, dissouts dans suffisante quantité d'eau, Rhumel Autheur de ces remedes, en dissout *vne once* à la fois pour auoir de gargarisme à suffisance.

Voicy la description [illegible] ployé par luy, pour [illegible] *quar. Solatri, ferdi miner* [illegible] ℥. y. *Aquæ prunella* ℥ *iy.* [illegible] *um de Nitro* ʒ j. *misc.*

Pour resister aux maux & [illegible] de cœur, aux accidens d'epilepsie, de tremblement & autres, il employe ceste eau [illegible]

♃. *Aquæ cerasorum nigrorum, aquæ* [illegible] ℥. j. ß. *citri, acetosæ, borraginis an.* ℥ [illegible] *lapidis bezoar Orientalis* ǵ. *iy. cornu cerui* [illegible] *parati* ʒ ß. *specierum diamargaris frigidi* ʒ [illegible] *bræ* ʒ. ß. *margarit. præparat.* ℈. *y. corall.* [illegible] ℈. j. *confect. Alkermes* ℈. ß. *manus Christi* [illegible] *cum oleo citri* ʒ. *v. aquæ cinamomi* ℈. *y.* [illegible]*o aqua confortatiua*, c'est pour en prendre quelques gorgées de temps en temps.

Pour fortifier, & accomplir le [illegible] il employoit vne poudre precieuse, [illegible] le voicy la recepte. ♃. *Specierum liberantis* [illegible] *diamargarit. frigid.* ʒ. ß. *de gemmis* ℈ j. [illegible] ℈. ß. *cornu cerui præparat.* ℈. j. *corticis citri* ℈. j. ǵ. *vi.* [illegible] *armen.* ǵ. *vy. coralli vtriusque an.* ℈. j. *lapidis bezoart.* ǵ. *vi. Trochiscorum de camphora* ℈. ß. [illegible] *Christi perlatæ* ʒ. *y.* ß. *olei macis* ǵ. *iy. fol.* [illegible] *y. misce pro puluere.*

De saignée, ny de purgations, ce n'est pas l'ordinaire, ny la practique obseruée par cét Autheur, lequel s'est contenté de monstrer qu'il a reussi seulement par ses remedes, la plus part ayants vertu de corroborer, dissoudre les sels malins, ausquels s'attache cét esprit volatil & malefique, autheur

autheur principal des maladies Epidemiques, pestilentielles, & aiguës, ainsi que plus à plain nous l'auons fait voir en nostre Traicté latin, *de Abditis Epidem. causis*, où le Lecteur est renuoyé, s'il a plus de desir de sçauoir la veritable nature des choses. Au reste i'ay voulu icy fidellement transcrire les remedes experimentez par *Rhumelius*, tellement que ceux qui n'en trouueront pas les noms & les formes à leur goust, pour estre quelque peu esloignées de l'ordinaire, & non pointtant accordantes auec les maximes Pharmaceutiques d'auiourd'huy ; qu'ils s'en prennent à luy si bon leur semble. Il me suffit de dire que la matiere en est tres-bonne, & suit les preceptes de pratique si heureusement, que le succez en a esté cent fois le garand. C'est pourquoy en semblable rencontre, & aux accidens lesquels se voyent tous les iours aux armées, ils peuuent plutost estre employez que des nouueautez plus artificielles, pourueu que le bon iugement, & la connoissance soient conjoints, en se seruant de leur experience.

***

D'vne maladie des enfans, nommee Siriasis.

Chapitre I.

VN Medecin Grec, lequel viuoit du temps de l'Empereur Constantin qui prit son nom de celuy par lequel ses patriotes nommoient *l'Aigle*, le roy & l'vn des plus clair-voyans entre les oyseaux, à cause du iugement aigu, & de la subtilité qu'il apportoit aux recherches de la Medecine; fait mention de ceste maladie, disant qu'elle est particuliere aux enfans: Dioscoride, qui est le plus ancien de ceux lesquels en ont laissé quelque chose par escrit assez clairement, entre les monumens des hommes doctes, lesquels sont paruenus iusques à nous, est de mesme sentiment, apres luy Pline, qui l'appelle *Ardeur de teste*, & comme bruslure; Ce qui se rencontre auec Alexandre, lequel en ses Problemes le nomme *Causma*, en mesme signification: mais encor il a creu que pource qu'elle arriuoit volontiers au temps de la Canicule, estoille autrement appellée *Sirius*, on la nommoit *Siriase*. Ce qui refute assez l'opinion de ceux qui sont alleguez par Mercurial, lesquels estiment que c'est le *Morbus Solstitialis* de Plaute, lequel attaquoit particulieremēt les Esclaues venus de Syrie; car outre la difference

rence de Syrie & Siriase en la premiere voyelle, ce ne seroit plus vn mal particulier aux enfans, contre l'authorité de Dioscoride, au chapitre *du grand Heliotrope*. Ie suis plustost l'aduis de mon Autheur premier allegué, duquel l'etymologie me semble plus accordante auec les passions de la langue Grecque, & les accidens plus considerables de cette maladie : car *Siros* à son dire signifiant vne de ces fosses, où on resserroit les bleds anciennement; qui ne confessera que la conformité est tres approchante, puis que les signes qui nous font discerner particulierement cette maladie aux enfans, sont *vn creux sur le dessus de la teste*, & *les yeux grandement enfoncez*; ce qui arriue pource que les membranes du cerueau desséchées extraordinairemēt se resserrent & attirent les os de la teste, qui sont à peine ioints par la suture sagitale & coronale, comme il est aisé de voir par l'osteologie des enfans nouuellement nez, & ayant aussi consentement auec les tuniques des yeux, les attirent par mesme raison au dedans. Cette ardeur est causée par vne fievre vehemente esmeuë par la constipation des pores des extremitez des veines & arteres, par la secheresse qu'y produit l'air, rencontrant au dedans vne diposition d'humeurs salées & propres à estre enflammées, qu'on nommera si on veut auec le vulgaire vne pituite degenerant en bile par la vehemente adustion de la chaleur interne, fomentée par vne nourriture propre à eschauffer, comme le laict d'vne nourrice bilieuse, ou qui boit beaucoup de vin, mange du salé, des aulx,

& des

& des oignons. Ie [illegible] plus [illegible]ment de cecy, qu'il m'est [illegible] quant & icy, & en Dauphiné [illegible] maladie en des enfans de six [illegible], d'vn an, d'vn an & demy tout au plus, lesquels auoient le dessus de la teste si chaude, que la chaleur se communiquoit à vn trauers de doigt proche de la main, & l'appuyant dessus [illegible], on sentoit euidemment le mouuement qu'on attribue au cerueau. Cela arriuoit l'Esté, [illegible] ces obseruations en deux diuerses années, m'estonnant bien fort que les practiciens ayent esté si peu soucieux de traicter de la veritable cure de ceste maladie, laquelle est au reste tres-dangereuse, & dans le quatriesme iour pour le plus tard emporte l'enfant si elle n'est connue & traitée par les remedes enseignés par Aece, allegué cy deuant, & par Paul d'Egine, si on ne saigne l'enfant promptement; car si on attend seulement deux iours, la saignée y est inutile, & nuit plus que d'y ayder: ie l'ay apris par la remarque de quelques Chirurgiens & Apothicaires de la campagne, lesquels m'asseuroient auoir obserué cela, mais ne croyoient point que ce fut autre maladie que la fievre. Il faut donc pour y reussir heureusement proceder comme s'ensuit: Premierement donner ce *lauement*; supposé que l'enfant ait vn an: ℞. *lactis optimi* ℥. *vj. in quibus dissolue mellis rosacei* ℥. *j. ß. misce ff. clyster*, deux heures apres l'auoir rendu le saigner du bras droit & luy tirer du sang autant copieusement que sa portée le permettra. Et incontinent luy faire ce remede [illegible], inuenté & experimenté par le docte Lan[illegible]us Allemand, en cette maladie : ♃. *vrticæ [illegible] [illegible] contusæ M. ß. unguenti populeonis ℥. j. ß. [illegible] contusæ vrticæ admisceatur & in quatuor partes diuidatur.* On en applique deux aux deux tempes, où les arteres se manifestent par leur battement, deux aux poignets, où les medecins recherchent le poulx : il faudra faire quantité de cette application, pour pouuoir changer de quatre en quatre heures. Dans deux iours l'ardeur s'esteint. Pour l'y aider, i'ay fait mettre tout proche de la teste de l'enfant des tranches vn peu grosses de citroüille, en telle sorte qu'elles ne le pouuoient blesser, car pour peu que ces fruicts approchent quelque lieu, s'il y a de l'humidité ils l'attirent en y ioignant la leur. Ce que sçauent ceux qui sont curieux de l'agriculture, & des secrets de nature qui se tirent de sa connoissance ; les concombres font le mesme. Ce qui m'a persuadé que ce que Antoine Mizauld grand & celebre Medecin & Philosophe dit auoir leu dans les Georgiques des Quintiliens escrits en Grec, & qu'il a escrit s auoir esté experimenté de plusieurs, est tres veritable ; c'est que si aux enfans de laict estans encor dans le berceau, on applique des concombres de pareille longueur, les ioignant à eux pendant qu'ils dorment, ils seront incontinent deliurez de la fievre, iceux attirants à soy tout ce qui cause cette chaleur contre nature. Mais retournant à nostre matiere, auant que finir ce chapitre, ie ne veux pas obmettre les remedes qui ont esté recommandez tant par Aëce, que par Mercurialr

afin,

afin que ceux qui ne s'en voudront tenir à nostre experience, ayent dequoy pouuoir changer. Le premier prend seulement du suc de coriande, auec de l'huile rosat, ayant pour intention d'adoucir le sentiment douloureux, & de rafraischir mediocrement tout ensemble. Ie prefererois le suc d'*Heliotropium* auec Dioscoride, lequel sans doute n'a pas allegué la proprieté de cette herbe, sans l'auoir obseruée, ou fait obseruer par experience. Pour Mercurial il descrit vn remede vsité par le vulgaire, en prenant *vn iaune d'œuf, & deux onces d'huile rosat* qu'il applique sur le cerueau. Apres vn clystere fait de ceste sorte. *℞. Succi ptisanæ ℥. iij. Seri caprini, vel qualiscumque ℥ v. Sacchari rubri ℥. ß. Misce ff. clyster.* Et veritablement il faut obseruer ce qu'il dit, où il ny aura pas moyen de saigner; c'est à dire de ne se seruir pas incontinent des remedes rafraischissans, crainte d'vn subit changement, d'vne contrarieté de temperament à l'autre, comme aussi de renouueller souuent les applications externes, & faire que la nourrisse tienne vn regime tendant à rafraischir son sang. Et finalement le purger auec les remedes qui euacuent la bile, afin qu'aussi l'enfant soit purgé s'il tette encor.

***

De

De ceux qui sont picquez de la Tarente.

CHAPITRE V.

LEs anciens n'ont pas laissé par écrit assez exactement tous les accidens de cette maladie, laquelle est estrange veritablement: & bien qu'elle soit particuliere à vn certain pays, il arriue souuent que ceux qui en sont atteints (icelle reprenant d'an en an) pourroient tomber entre les mains des estrangers qui les laisseroient mourir, s'ils ne connoissoient la cause des accidens qui les trauaillent, & n'auoient appris les moyens de les guerir. Car moy qui escris cecy, me souuiens d'en auoir veu vn à Mont-pelier, où i'estudiois en Medecine, attaqué de son accez, & gueri en la maniere que ie diray cy-apres. Mais auparauant il est necessaire que ie die quelque chose de cet animal venimeux, lequel excite vne si extraordinaire maladie, afin aussi que ceux qui pourroient aller aux pays où il est, le puissent connoistre, se preseruer de sa morsure, & de l'effet du venin qu'elle porte, par les moyens que l'experience en a fait obseruer, & lesquels moyennant l'aide de Dieu, nous appuyerons de raisons autant veritables que nouelles, plusieurs iusques icy s'estant inutilement trauaillez à les recher chercher, & ayan[illegible] finale[illegible] confe[illegible] stoit vne chose occulte, & qui n'auoit p[illegible] cor fait paroistre l'a[illegible]rifice du resort, que la [illegible] re auoit cach[illegible]e.

Doncques po[illegible] reussir heureusement en ce[illegible] entreprise, il est necessaire de sçauoir qu'en tou[illegible] la Calabre, *Puglia piana*, *Terra di Barri* & *d'O-tranto*, qui s'estend dans la mer Mediterranée, [illegible] l'endroit où elle se contourne pour form[illegible] Gol[illegible] phe de Venise, bref en toute cette partie [illegible] dionale d'Italie, qu'on comprend o[illegible] sous le Royaume de Naples, se trou[illegible] secte ressemblant à vne araigne des plus gro[illegible] noire, & qui ne fait point des toiles comme le[illegible] autres aragnes, dont elle semble estre vne esp[illegible] ce, mais se cache dans des petits trous cauerne[illegible] sous terre, d'où elle se produit aussi tost que la chaleur de l'Esté s'accroit, le Soleil [illegible] en son solstice auec tel venin, que tous les mois de [illegible], Iuillet, & Aoust, on ne voit autre chose p[illegible] les bourgs & villages, mesmes dans les villes, sinon des personnes lesquelles en sont frappées: Ceux qui seront curieux d'en voir le pourtraict pourront le recouurer dans l'accomplissement des sept liures qu'Vlisses Aldrouandus Professeur de Bologne a fait des animaux insectes, tout tel qu'il luy fut enuoyé par Ferrand Imperato Neapoli-tain auec vn abbregé de son histoire, & le veri-table nom qu'il a dans le pays où il est appellé *Solofizzi*, c'est à dire fuyant le Soleil, à cause de la retraitte souterraine qu'il prend ordinairement, & par les estrangers *Tarente*, à cause de la ville de

Tarento, fort ancienne. Si tost qu'il a mordu la partie s'enfle, quelquesfois seulement rougit, ainsi que l'escrit Epiphanius Ferdinandus, Medecin *d'Otranto* qui l'a veu, & qui a traitté durant vne vingtaine d'années plusieurs lesquels en estoient picquez, sans en auoir veu mourir vn seul, & obseruant curieusement les accidens qui arriuoient à chacun diuersement, & en particulier. Il escrit que cela suruient incontinent, & en moins que d'vn demy quart d'heure; le malade tombe en terre auec vn frissonnement par tout le corps, qui deuient enfin froid, ainsi qu'il le preuue par l'exemple de Pierre Simeon, malade & entre ses mains; il estoit mordu du costé gauche, au dessous des fausses costes, & la douleur se communiqua incontinent au bas du ventre, auec vne tension de la verge, des souspirs, des sentimens de suffocation, voulant crier & ne le pouuant pas, ayant esté apporté des champs en la ville en cest estat. Mais il y a bien d'autres symptomes rapportez par le mesme Medecin, si curieusement que sans rechercher vne autre methode, ie me contenteray d'en donner icy la simple traduction, pour venir puis apres à en examiner la cause. De ceux qui sont mordus les vns (dit-il) sentent vne grande douleur, les autres vne moindre, autres entre deux, les autres tremblent incontinent, autres demeurent stupides, deuiennent paralytiques, les cuisses manquent aux autres, les conuulsions les surprennent, ils perdent la parole; aucuns souffrent vne extreme douleur de teste, quelque vns ont

C vne

vne douleur dans les membres qui penetre iusques aux os ; autres resuent, autres [illegible] quelque chose qui leur picque l'estomac, & ont des tournoyemens de teste ; les vns sont [illegible], les autres ne peuuent dormir, les autres ne voyent du tout goutte.

Quelques-vns de ceux qui ont esté picquez par cet insecte, ne peuuent aller du ventre, d'autres ont vn flux continuel, suent vne sueur froide, vomissent diuerses matieres, & diuersement colorées de blanc, de pasle, de noir, de rouge, de couleur de jaune d'œuf, toutes fort gluantes & espaisses. Il y en a ausquels l'vrine est arrestée incontinent, ceux qui en font la rendent volontiers semblable à de l'eau assez claire, à d'autres suruient vn flux de semence, ils pleurent, & ont des continuelles enuies de vomir. Plusieurs s'agitent & se tourmentent merueilleusement ; aux vns le ventre enfle, le corps se desseche, la face leur deuient iaune ; aux autres il est saisi d'enfleure, particulierement la langue, le visage, & les levres. Il est vrai que tous ces symptomes, ont esté reconneus par les anciens, & veritablement i'en ay remarqué vne bonne partie en lisant les Autheurs Grecs & Latins, entre autres Nicander, Aristote, Paul, Aëce, Pline, Celse, & Isidore, lequel semble mieux auoir reconnu & discerné cet animal qu'aucun autre ; mesmes parmy les Arabes qui l'appellent *Rutelam*, au dire de Cardan, & de Cœlius Rhodiginus ; Rhasis particulierement l'appelle *Siptu*. Mais voicy ce qu'ont obserué d'auantage les modernes, & que le susdit

Ferdi

Ferdinand a veu. Vn viellard de quatre-vingt & quatorze ans, reduit à ne se pouuoir bouger sans baston par la foiblesse de la vieillesse, picqué par cet animal, entendant la musique saute aussi allegrement qu'vn chevreuil tout seul & sans ayde. Quelques autres attaints de ces picqueures venimeuses hantent les sepulchres; d'autres espreuuent toutes sortes de douleurs; les pucelles se iettent dans les puits, montrent leurs parties honteuses; s'arrachent les cheueux, crient, hurlent; autres se couchent dans la biere destinée pour les morts, se iettent dans la mer, souspirent, chantent des complaintes, se font bercer, & enterrer auec plaisir iusques au col. Il y en a qui ayment passionnement le son des cloches, d'autres qu'on les remuë auec violence, & qu'on les couche enueloppez par terre, qu'on les fouëtte; ils se battent eux mesmes, & prennent plaisir d'ouyr nommer la Mer; saultent & courent aux sons des instrumens de Musique, la plus part de iour, quelques vns de nuict; cela continuë durant plusieurs années, aux vns à 10. 15. 17. 20. aux autres iusques à 30. ans. Il y en a qui dansent d'eux fois l'an, & bien qu'ils soient sourds ils ne laissent pas que de danser iusques à ce que le venin soit entierement esteint. La playe paroist tousiours noire, plombée, ou fort pasle, ils ont tousiours vn extreme degoust, sur tout estans mordus; & lors qu'ils dansent en quelque lieux, comme *à Brindizi*, les femmes sont plus sujettes à estre picquées de la *Tarante*; en d'autres les hommes en sont frappez plus frequemment, comme à *Otranto* ; aux autres il ſemble qu'on leur rompe les os, pour cela ſont ils appellez *Spezzati, Scantati, minuzzati, rotti è tramazzati* particulierement ceux leſquels ſont mordus par deux Tarentes, leſquelles viennent du coſté de Septentrion, & ont leur trou de ce coſté. Ils ayment diuerſes couleurs, & plutoſt les vnes que les autres, comme le rouge, le verd, le bleu turquin, rarement le noir ; & s'il y a quelque couleur qui ne leur aggrée pas, il faut que celuy qui la porte s'oste de là & s'enfuye, tant ils le prennent en haine. Ils n'ont pas vne meſme affection pour toute sorte dh'armonie ; Simeon, ſuſ-allegué, prenoit plaiſir à ouyr l'air Italien, dit vulgairement *Catena*; la haute muſique leur aggrée touſiours neantmoins, plus ſouuent que la baſſe : les vns danſent au Soleil, & tous les ans le mal recommence, & a ſon accez nouuellement enuiron le temps auquel ils ont eſté mordus. Ils danſent au lieu où ils ſe rencontrent, les vns vn iour, les autres deux, trois, quatre, cinq ; autres durant toute vne ſemaine. Quelques vns ont continué iuſques à quinze iours, & meſmes il y en a qui n'ont ceſſé de danſer & ſaulter, iuſques à ce qu'ils ſoyent reuenus au lieu auquel ils auoient eſté picquez, là où ils faiſoient merueilles en contournant leur corps en vne infinité de poſtures deſordonnées. Ils boiuent tous du vin, & demeurent fort longtemps ſans manger ; il leur ſemble qu'ils ont vne maſſe de plomb dans l'eſtomach : quelques-vns tombent en fievre, & lors que la ſueur commence à les prendre, ils commencent auſſi de ſe treuuer mieux : ils auroyent vn extreme plaiſir de de porter vne espée si on le leur vouloit permettre : le vin pur ne les enyure point, ils abhorrent l'eau ; & plus ceux qui sont mordus s'abstiennent des œuures de la chair & viuent chastement, plus sont-ils trauaillez de tous ces accidens.

Apres auoir allegué ce que dit cet Autheur, c'est en vain d'aller apprendre quelque chose des autres qui en ont écrit, cõme chez le grãd Albert Gaudentius Merula, Xantes Ardoines, Alexander ab Alexandro, Cardan, Scaliger, Mathiole, Aldrouandus, Mercurial, Sennert, Ambroise Paré, & le R. P. Campanella qui estoit du pays, a écrit apres Ferdinand, & auec lequel i'ay parlé sur ce sujet. Mais tout cela ne m'a rien apris de nouueau, outre ce qui a esté cy dessus transcrit d'Epiphane. Examinons generalement *la cause* de tous ces accidens, laquelle sans doute si elle est entenduë comme nous le desirons, il n'y aura point de peine à resoudre tous les Problemes qui pourroient naistre de chacun d'iceux.

Ie souhaitterois icy que les sçauans d'entre les curieux voulussent prendre la peine de considerer attentiuement ce que nous auons dit de la nature des *esprits animaux*, & du *Mercure des Philosophes* aërien, elementaire, tant en la premiere qu'en la seconde exercitation de nostre *Nouuelle & secrette Doctrine des Fievres*, publiée en Latin depuis deux années ; ils auouëront qu'il y a mesme difference entre *l'esprit animal*, & la chaleur naturelle qui est *l'esprit vital*, seruant en nos corps à produire la vie, la digestion, le soustien & l'accroissement d'icelle dans nos corps,

 qu'en

qu'entre *l'air & le feu*, lesqu[illegible] qu'[illegible] soient pas entierement contrai[illegible] sont opposez d'vne telle sorte qu[illegible]ombattent perpetuellement, & dans leur [illegible] neantmoins s'il n'est extremement inega[illegible]ment force à l'vn & à l'autre. Aussi desire[illegible] qu'on presupposast auec moy, que tous les [illegible] animaux, en quelle espece que ce soit, o[illegible] formes differentes, en telle sorte que [illegible] de mouton est different de celuy du bœu[illegible]luy du chien d'auec celuy du cocq, & ainsi d[illegible]tres : car auec ces deux hypotheses il [illegible]e d'expliquer toutes les difficultez lesquelles peuuent se rencontrer en ce sujet. Si on dit que l'esprit de la Tarente, exalté par les humeu[illegible] son corps extraordinairemẽt émeus, au sentiment de l'influence de certaines estoiles fixes & verticales aux pays où cet animal nuit, mises en [illegible] comme parlent les Philospphes par l'approche du Soleil (venant au tropique le plus proche) se lance impetueusement au corps d'vn animal voisin, où il tache d'occuper les organes dont se sert ordinairement l'esprit animal dudit corps; à quoy s'opposant iceluy esprit premier possesseur pour ne pouuoir compatir auec ceste [illegible]ence d'espece; & la chaleur vitale qui ne peut souffrir cet accroissement d'vne substance qui plus forte qu'elle se rendroit maistresse indubitablement & l'esteindroit, comme la violence d'vn air ramassé, la flamme d'vne chandelle; s'ensuiuent tous les accidens susnommez, & ne cessent que lors que la chaleur excitée plus violemment, fait

conte

contenir son esprit animal en ses limites, enchassant l'autre par le cuir où il a fait son entrée, n'ayãt peu occuper encore les organes interieurs. Or pource que la musique irrite lesdits esprits animaux, ils se rendent plus vigoureux, & font par ce moyen que la chaleur naturelle demeure plus forte, en mesme analogie & proportion que celle de l'air venant d'vn soufflet auec le brasier d'vn Mareschal, ou de quelque autre fourneau, si bien qu'elle deuient facilement victorieuse de cet ennemy aërien & different d'espece, combatu par l'autre d'vn costé, & par elle de l'autre. Tout cela ne souffre nulle difficulté, si on a obserué auec moy dans mon *Pentagone vniuersel*, & au traicté *de Abditis Epidem. causis*. La sympathie & dyspathie des Humeurs, des Elemens, & des Astres, si on a assez d'Astronomie, & d'Astrologie pour sçauoir la situation des estoiles, & leur habitude auec le Soleil, si on a remarqué que diuers animaux sont émeus en diuers temps de l'année & en diuers pays, à diuerses affections à l'amour & à la rage, ce qui n'est ignoré par aucun Philosophe qui aura medité auec Aristote, Pline, Galen, Opian, & autres tant soit peu les poincts suiuans. Que les serpens sont innocentes à Malte, que les Araignes mesme dont les Phalanges sont vne espece, ont esté vne fois tres-dangereuses en France, piquans & faisans mourir par leur venin quantité de personnes en ce Royaume, l'an de nostre salut 878. au raport d'Aldrouandus, par le moyen des reuolutions astrales. Que l'esprit animal est capable de separer vne partie de soy sans se diminuer, ou perir, ainsi comme fait aussi le feu, ce qui se manifeste au coït entre les animaux, par le moyen dequoy ils ont mouuement & sentiment; iceluy se formant dans la semence des semblables organes à ceux qu'il auoit dans le corps, où la partie plus grande qui l'a produite est restée, ainsi que les curieux pourront apperceuoir dans nostre premiere Exercitation *de Doctrina noua.* Si aussi on considere ce qui arriue à ceux qui ont beu du sang de chat tout chaud, d'où l'esprit n'est encor exhalé, comme il aduint à cette fille de Breslaus, laquelle en auoit beu par le temeraire conseil de quelqu'vn, pour se guerir du haut mal, dont aduint qu'elle prit entierement la nature du chat, mialant, sautant, chassant aux rats proche les trous des murailles, ainsi que l'ont laissé par écrit Martin Vveinrich & Scholzius Docteurs Allemands. Et ceux qui sont mordus des chiens enragez, jappent & mordent comme eux. La sueur qui arriue en la guerison, & la subtilité de Cardan sur ce sujet verifient assez le reste: & pour le consentement de la musique, & des couleurs, auec les esprits animaux, il ne faut que voir que les mesmes choses agissent aussi enuers les bestes de mesme, qu'vn cocq mordu a esté veu dancer & sauter par Epiphanio sus-allegué, & que Satius Lupus Chirurgien & Musicien, demeurant à Ottrante, sçauoit à poinct nommé les airs, qui aggreoient à chaque Tarante voisine d'vne petite maison qu'il auoit à la campagne, & les faisoit danser au son de ses instrumens, laissant

voir

voir cette experience tous les iours. Et pour les couleurs des Tarentes, il est tres certain qu'il y en a de diuerses, comme remarque le Pere Campanella, des jaunes, vertes, rouges, bleuastres, variées: mais il ny a proprement que les noires de plus nuisibles. Les autres le sont, mais fort peu, & font de la toille & de la soye, & d'icelle auoit bien recueilly deux liures vn Medecin d'vne petite ville en ces pays-là, nommé Hierome Marciano: L'esprit donc portant l'idée de la couleur de la beste auec soy, baille l'horreur à l'esprit animal d'autre espece, si bien qu'ils hayssent ceste couleur, ainsi que les mordus des chiens enragez, celle du chien: & ayment l'autre qui est comme differente d'auec icelle. Ainsi Pierre Simeon d'Ottranto aymoit le *rouge*, & hayssoit merueilleusement *le bleu turquin*, lequel sans doute estoit celuy de la Tarente qui l'auoit mordu. Au reste comme vn chien enragé pourroit infecter de son venin vn autre animal, bien que venu d'vn autre pays: ainsi fait la Tarente comme l'espreuua à son dommage Iean Baptiste Quinzati Euesque de *Polignano*, lequel se fit picquer, croyant que pour estre Milanois elle n'oseroit luy faire mal: Mais, dit vn excellent Medecin du Pays, ie prends Dieu à tesmoin, si auec la musique, & de bons antidotes on ne l'eust puissamment secouru, il y a long-temps qu'il seroit en terre. De tout ce que dessus reconnu & aueré il sera facile à connoistre pourquoy la musique est inutile à ceux qui ont beu du vin où cet animal a esté suffoqué inopinément, lesquels en sont morts, & [illegible] moy, ceux qui en sont picquez, n'estans [illegible] la musique meurent, la chaleur [illegible] estant vaincuë par l'accroissement de l'[illegible] animal de nature mercuriale, tout de mesme [illegible] la flamme d'vne chandelle par la vehe[illegible] de trop [illegible], ainsi que Franciscus Franciu[illegible] estre [illegible] à vn de sa famille dans 24. heures [illegible] luy [illegible] auoir la musique.

[illegible] donc à propos, veu les grands [illegible] qui arriuent de ce mal, de donner moyen [illegible] aux [illegible] iront en ces pays là, de se preserue[illegible] à ceux qui s'en treuueront frappez de se guerir.

Pour la preseruation le meilleur est de [illegible] point en ce quartiers là aux mois de Iuin, [illegible], & Aoust; ou si on y est contraint, d'euiter les lieux champestres & mal nettoyez, où ces insectes font particulierem[illegible] leur habitation, [illegible] par effet la plus part de ceux [illegible] en sont ordinairement molestez, sont des paysans & [illegible] champestres qui negligent ces aduis; & sur tout boire du bon vin, duquel se tire l'eau de vie, qui dompte tous les venins estimez froids par le vulgaire des Philosophes. Certui-cy est du nombre, au dire d'Albert le Grand, & de Santes Ardoines, & prendre les preseruatifs cy apres descrits, moitié de prise on les peut porter auec soy.

Pour ceux qui en sont frappez, le meilleur & le plus court est de leur faire auoir la musique, qui est le souuerain remede, & les faire dancer tout leur saoul. Cependant, & pource que ce n'est n'eſt pas par tout vn remede preſt, il faut auoir des autres moyens de ſecourir le malade. Le premier de faire ſuccer la playe par le dernier d'vne poiſle, la faire ſcarifier, luy appliquer des veſicatoires faits auec les cantharides, leſquelles outres qu'elles ont vne vertu d'attirer hors, elles ont de plus vne proprieté ſpecifique contre ce venin, comme remarque Baptiſte Porta Neapolitain en ſa *Phytogno.* aſſeurant que la nature a oppoſé cet inſecte à l'autre comme l'*anthora* au *Napellus*. I'eſtimerois que les bourdons & frelons n'aureient pas moindre proprieté en cette occaſion, veu qu'ils cherchent par to ut ces tarentes pour les tuer. Apres cela ie trouue cinq remedes fort celebres & fort experimentez, tant pour la preſeruation que pour la gueriſon. Le premier eſt *l'eau de vie*, qu'Epiphanius Ferdinandus dit auoir heureuſement experimenté en cette maladie, l'appellant choſe admirable, & de laquelle on peut donner vne, deux, & trois onces, ſelon l'âge, complexion & grandeur des malades. Le ſecond remede eſt la *quinteſſence de Romarin*, laquelle ledit Ferdinand a pluſieurs fois eſpreuuée en ce cas là, & dit qu'elle a des forces & vertus merueilleuſes. Le troiſieſme remede eſt ſa compoſition nommée *Antiphalogium*; en voicy la deſcription certaine, veritable, experimentée vne infinité de fois. ℞. *fruct. myrthi & tamaricis ana* ℥. j. *ſem. paſtinacæ, nigellæ, agni caſti, dauci, aniſi, cymini, origani ana* ʒ. j. *terræ ſigillatæ & boli armen. præpar. ana* ʒ. ij. *centaurij minoris, ariſtolochiæ rotundæ ana* ʒ. ß. *fol. meliſſæ, trifolij*

trifolij bituminosi, chamæpithyos, abrotani ana p. ʃ theriacæ opt. & mithridat. ana ℥. ij. ß. succi cæparum, allij, plantaginis, attriplicis, hederæ, depuratorum ana q. ʃ. cum melle f. syrupus cum quo fiat electuarium addendo aq. vitæ q. ʃ. dosis à ℥. j. ad ℥. ij. in vino bis & ter, ad præseruationem ℈. ij. ad ℈. iiij. Le quatriesme est l'*Oruietan*, electuaire, par lequel le mesme Medecin deliura son allié Leonard Rina, qui sans autre remede fut guery, & n'eut point besoin des menestriers. La description de cet Oruietan est dans vn liure François assez nouueau intitulé la *Quintessence de Chirurgie*. Le cinquiesme remede est du sçauant Iules l'Escale, lequel il estime par dessus tout autre en ses *Exercitations contre Cardan.* ℞. *Aristolochiæ rotundæ, mithidratij an. ℥. ij. terræ sigillatæ ℥. ß. muscas quæ de napelli frondibus viuunt n. xxi. succi citri q. ʃ.* Il adiouste que contre toute autre espece de piqueure venimeuse, & sur tout contre celle-cy, il n'y a remede qui soit comparable à celuy-cy. Apres cela il n'y a rien à faire, sinon de prẽdre garde tous les ans au temps de leur picqueure, de les tenir en lieu où ils puissent auoir la musique, des violons, haut-bois, & semblables instrumens pour les secourir iusques à ce que le reste du venin soit entierement esteint : le temps ne peut estre defini estant faux que ce soit par la mort de la beste, puisque Mita Lupa, qui auoit tué la Tarente par laquelle elle auoit esté picquée, ne laissa pas que de danser dix-sept ans.

De la maladie appellée Chorea S. Viti.

CHAPITRE VI.

BEDA, Vsuard & Ado, anciens & renommez écriuains Ecclesiastiques, nous apprennent qu'il y a eu vn Vitus Martyr, lequel estant né d'vn Payen en Sicile, secrettement baptisé, fut accusé par son pere Hila, deuant le Iuge Valerian, où ayant persisté dans la confession de la Foy Chrestienne, il fut foüetté par sa sentence. Mais s'en estant fuy auec Modeste & Crescence, qui l'auoient esleué à la connoissance du vray Dieu, il vint à Rome sous Dioclețian, duquel ayant deliuré la fille trauaillée des Demons, il fut exhorté à quitter sa creance auec esperance de tres grande recompense, & aduantages en la Cour de l'Empereur. Ce que n'ayant voulu accepter, il fut exposé aux bestes, & mis dans du plomb fondu, d'où estant échappé on le foüetta cruellement sur vne espece de machine de bourreau, appellée *Catome*, seruant en place des espaules de ceux lesquels supportent les enfans qu'on chastie à l'eschole, ainsi que signifie le mot tiré du Grec par le sentiment des plus doctes. Enfin, il est dit qu'il mourut ayãt victorieusement surmonté tout cela, auec les compagnons

pagnons de son exil volontaire. Surius adiouste que les reliques de son corps furent conseruées à Rome, iusques soubs le regne de Pepin, auquel temps on les transporta à Paris, d'où elles furent prises enuiron l'an de nostre salut 836. & portées en vn Monastere au Pays de Saxe, nommé nouuelle Corbie, à l'imitation de la ville qui est encor auiourd'huy en ce Royaume : & ce par le commandement de Louys l'Empereur, persuadé par Adelhard son proche parent. Ceux du pays en firent vn tres-grand estat, & asseure Viti-chindus Moyne de cette Abbaye, en ses Annales, que l'Ambassadeur de Charles le Simple, attribuoit la cause des guerres ciuiles & autres suruenuës du depuis en France, au transport de ces reliques. Hermoldus adiouste qu'ils opererent la conuersion des Rugiens, lesquels s'emporterent iusques à la superstition, dit le Cardinal Baronius, & en faisoient leur Dieu. Mais finalement Venceslaus Duc de Boheme cent ans apres leur transport en Saxe, les demanda & les fit apporter à Prague ; où dit le P. Ribadeneira Iesuite, au recueil des Vies des SS. il fit vne belle Eglise. M. René Gaultier lequel a traduit ces Vies d'Espagnol en François rend pour le nom de Vitus celuy de Guy, tellement que nous pourrions appeller le mal duquel nous traitons *la Dance de S. Guy.* Mais ie croy que le Sieur Gautier auroit peine d'apporter autre raison de sa traduction, que celle de la conformité qu'a ce mot Latin auec vn autre qui en nostre langue signifiant quelque chose d'impur, doit estre esloi-

gné

mé des sainctes pensées, pour ne les polluer point par quelque idée du vice contraire à l'honnesteté.

I'ay rapporté sommairement tout ce qui se lit de ce Sainct, tant pour satisfaire les curieux qui n'en auront point ouy parler, qu'aussi pour donner raison du nom de cette maladie, en laquelle il semble qu'il y a quelque chose de surnaturel. Elle arriue plustost en Allemagne qu'ailleurs, enuiron l'arriuée du Soleil au solstice, comme l'a obserué Schenckius le fils, ainsi que le venin des Tarentes, & presque par vne mesme raison : car dit cet Autheur, tout le mois qui precede la feste S. Iean Baptiste, ceux qui ont esté suj ets à ce mal, ou y ont de la disposition, sont tristes, craintifs & abbatus. Cela arriuant le 15. de Iuin, comme il conste tant par le Martyrologe, que par le Breuiaire Romain, plusieurs rendans alors leur deuotion aux lieux où en est celebré la memoire; la plus-part croyans d'estre deliurez par ces suffrages, ont nommée la maladie du nom de ce Sainct grandemēt conneu & renômé en toute l'Allemagne, pour les causes remarquées dans l'histoire cy-deuant. On l'appella en Allemand *Beits-dantz*, comme l'escrit Platerus en *l'indice du* 1. *Tome de sa Pratique*, & ceux de Brisgovv particulieremēt allans en pelerinage en vn certain lieu nommé *Biessen*, où il y a vne Eglise dediée au nom de ce Sainct. Et pense que ce qui s'est trouué dans les broüillards de Schenckius le Pere est fautif, où ce mal est appellé *Chorea S. Valentini* en l'ouurier d'Adelhausen,

hausen qui au premier coup de cloche qu'il entendoit au matin de temps en temps, se prenoit à danser, & continuoit depuis le matin iusques au soir que le mal le quittoit, soupoit & discouroit auec les autres comme si de rien n'eust esté. Ceux qui sont tourmentez de la danse de *sainct Vitus*, dansent continuellement, non seulement vn iour ou deux, mais plusieurs semaines; car la femme que Felix Platerus sus-allegué a veuë à Basle, dansa vn mois tout entier, & luy furent donnez des hommes forts & robustes, lesquels tour à tour luy tenoient compagnie, vn seul ne pouuant suffire, car ces sortes de malades prennent le premier qu'ils rencontrent courans çà & là, pour danser auec eux, comme tesmoigne ledit Platerus, & auec luy Cornatius en son *Traité de la peste*. Ils prennent aussi grand plaisir à la musique que ceux lesquels sont picquez de la Tarente; voilà pourquoy Bodin en sa Rep. asseure qu'en Allemagne on paye les violons, & menestriers lesquels seruent à les guerir. Platerus susdit estime que quelques Arabes ont connu cette maladie & l'ont appellée *Saltuosam membrorum dispositionem*, selon la traduction latine. Quelques autres que ces malades sont les *Entherastiques*, descrits par Herodote estimé l'Autheur du liure des *Definitions de Medecine*, & que Gariopontus à qui on attribuë *le Passionnaire* mis en lumiere sous le nom de Galen, a traité de cette incommodité sous le nom *d'Anteneasme* au lieu *d'Entousiasme*, ainsi que l'a fait le liure publié sous l'authorité d'Æsculape, plus conuenablement [illegible], & auec plus de rapport à son origine [illegible] Etymologie. Tant y a que c'est vne [illegible] de folie & transport d'esprit excité par des [illegible] extraordinaires, & auec des accidens qui [illegible] si peu communs qu'ils estonnent & ceux qui les voyent, & ceux lesquels en entendent seulement parler.

Ie ne veux pas nier que les iustes iugemens de Dieu n'ayent quelquesfois permis que ce mal ayt saisi quelques prophanes, comme ceux lesquels le *Miroir des Histoires* dit au rapport de Guillerin enuiron l'an de nostre salut 1012. du temps de l'Empereur Henry II. auoir esté maudits par vn Prestre ainsi qu'ils dançoient dans vn cemetiere, en nombre de 16. sçauoir 15 hommes, 3. femmes, & vn certain, qu'on nommoit Orhoperth qui les conduisoit, chantãs des chansons deshonnestes & prophanes ; ils dancerent vn an tout entier sans sentir ny chaud, ny froid, ny pluye, ny faim, ny soif, ny lassitude, mais ils enfoncerent en terre iusques au genoüil sans que leurs souliers pourtant, non plus que leurs habits fussent vsez : mais l'an reuolu les trois femelles moururent, & les autres dormirent trois iours & trois nuicts, sans s'esueiller, puis moururent en partie, en partie tremblerent tout le reste de leur vie. En tout cecy il y a plusieurs circonstances qui font voir euidemment que c'estoit vn fait surnaturel, & peut-estre que comme c'estoit en Saxe où la memoire de S. *Vitus* estoit en grande recommandation, cela arriua dans le cemetiere de quelque Eglise portant son nom, qui fut

 ause

cause qu'on donna par apres le nom à d'autres attaqués d'accidens approchans. Othopeth luy mesme ayant laissé par escrit ce qui luy estoit arriué & à sa compagnie. Mais on peut dire aussi que naturellement ce mal se peut faire, puis que la raison y est, & qu'il se guerit par des voyes purement naturelles. Gariopontus au lieu sus-allegué a creu que les causes qui obligeoient ces personnes à danser estoient certains sons lesquels s'excitoient dans leurs oreilles : Mais si nous considerons qu'ils prennent plaisir extraordinaire à la musique externe des violons & des haut-bois, nous iugerons qu'il arriue la mesme chose & par les mesmes moyens que ceux lesquels nous auons allegués en parlant de la Tarente. Par effet qu'il se puisse engendrer des principes & de la composition des humeurs du corps vn venin lequel ayt mesme force que celuy de la Tarante, pourquoy le nier, ou en faire difficulté ? puisque deux excellens Medecins Salius, & M. Donatus ont preuué par l'exemple de quantité d'obseruations que de cette mesme mixtion de principes internes s'est trouué vn venin dans diuers corps, lequel a fait paroistre les mesmes symptomes que celuy d'vn chien enragé, sans qu'il y aye eu soupçon de contagieux attouchement quel qu'il ait peu estre. Et à dire le vray les diuerses configurations d'estoiles, lesquelles varient le meslange des principes elementaires en vne infinité de façons en chaque suiet, peuuent faire le mesme effect sur vn homme que sur vn chien enragé, & sur vne Tarente rêcontrans des temperatures approchantes [illegible]ntes de celles de ces animaux. Qu'il n'y en ait, personne ne le peut reuoquer en doute, de ceux lesquels auront pris garde auec quantité de Physionomes, particulierement Baptiste Porta, que des hommes les vns ont quelque affinité auec la ressemblance du bœuf, les autres du chien, du porceau, du singe, &c. & en mesme temps conformité d'inclination animale auec eux en plusieurs choses. Tellement que cela tenu pour constant que ce venin est grandement approchant de celuy de la Tarente, il n'y a pas dequoy s'estonner si en lassant continuellement les malades, on en dissipe la plus grande partie, tant par la sueur que par la transpiration, mais pource que le venin a acquis ses forces dans l'interieur, il faut bien plus d'effort pour le vaincre; voila pourquoy dit Cornarius, ceux qui en ont soin voyans l'impetuosité de leur fureur, leur mettent au deuant des bancs & des escabelles pour les obliger à sauter par dessus & se lasser plutost, car de les empescher autrement, on ne sçauroit, mesme il le faut souffrir aux femmes enceintes, lesquelles trauaillées de ce mal, ne laissent point de danser, en soustenant leur ventre auec vne bande large, & fort ample. Mais la musique & les antidotes chauds ne suffisent pas pour faire ces guerisons, il faut venir aux remedes qui vuident l'humeur melancholique, où le venin tient ses principales forces; voyla pourquoy Iean Oethæus Medecin d'vn grand Prelat en Allemagne, en guerit vn Religieux, en luy faisant boire de la ceruoise, laquelle auoit receu la vertu de l'Ellebore noir, & apres estant reuenu à soy luy faisant ouurir la basilique gauche. Ie conseille de faire de mesme à ceux qu'on verra attaints d'vn semblable mal, & suiure ce conseil, voire mesme mesler en leur boire de cet excellent syrop magistral espreuué contre la melancholie par Donatus ab Altomari, leur faire prendre de la confection *AlKermes* & y augmenter pour eux la quantité ordonnée de *lapis lazuli* bien preparée, remarquant au reste ce qu'ordonne le Passionnaire, de ne leur donner que des viandes extremement legeres auec de l'eau tiede. Et puisque luy-mesme estime par l'aduis de plusieurs que ce sont des legions de demons qui font cette maladie, il ne faut pas obmettre la priere, & de recourir à Dieu sur toutes choses, & employer tous les remedes Ecclesiastiques pour se mettre en sa grace, appeller son secours & sa saincte benediction. A cela sera plus vtile le conseil de quelque bon Theologien auec son instruction, que toute la Medecine & la Philosophie humaine.

***

Des

Des diuerses especes de Folie, & particulierement de celle qui accompagne la Passion Erotique, *ou le mal d'Amour.*

CHAPITRE VII.

IE suis bien aise qu'il se presente icy occasion de dire quantité de choses nouuelles & inconnuës aux Philosophes & Medecins iusques à present, en traitant d'vne maladie laquelle appelle assez extraordinairement le secours de la Medecine, bien qu'elle soit frequente, & qu'elle attaque le plus souuent ceux qui surmontent les autres maux fort facilement, se rendant inuincible & obstinée à toutes leurs inuentions & remedes.

C'est la passion *Erotique*, laquelle nous pouuons appeller en parlant François le *mal d'amour*, lequel est vne espece de *folie*, par le consentement de la plus part des Philosophes, Medecins, & Poëtes tant anciens que modernes, d'autant que le veritable amour estant *vn desir de posseder continuellement quelque chose qui est bonne de sa nature*, le desreglé qui fait ce mal prend pour bonne vne qui est mauuaise, ou du moins qui n'a qu'vne apparente bonté, l'esprit estant trompé de la mesme façon qu'en ce garçon dont parle Galien, lequel estant en resuerie à Rome, ne faisoit point de distinction en iettant par la fenestre vn enfant, aussi bien que des vaisseaux de verre, pour faire rire les badins, qui s'arrestoient à dessein de se donner du plaisir de son extrauagance. Les fols amoureux ne distinguent pas aussi le plus souuent l'honneste d'auec ce qui ne l'est pas, l'vtile d'auec le dommageable, mais attribuent faussement en leur creance la beauté, l'hõnesteté, l'vtilité & toute la perfection qui peut former la bonté au suiet lequel a placé son image en leur esprit, bien qu'il n'y ayt rien de tout cela au iugemẽt des autres hõmes, lesquels ne sont point passionnez dans des desreglemens semblables, qui puissent les empescher de reconnoistre la proportion des qualitez, lesquelles peuuent faire estimer au vray vne chose bonne ou mauuaise. Et ce mal est si opiniastre qu'il se rend en la plus part, de la nature des fausses imaginations lesquelles affligent les melancholiques hypochondriaques ; cet objet se representant en sa fausse nature sans intermission à la Phantasie des miserables Amans, qui reçoiuẽt en la contẽplation d'iceluy les mesmes plaisirs que les coquins atrabilaires lesquels s'estiment grands & puissans Princes dans vne illusion de thresors, de delices, de puissances, de diademes ; & les mesmes deplaisirs que lors qu'on leur represente leur erreur, & quand par viue raison, & discours on s'essaye de leur faire comprendre qu'ils sont dans la misere des plus pauures gueux : & qu'il ne sont rien plus en effet que des malheureux belistres.

Ils se

Ils se faschent & s'irritent continuellement auec toute la vehemence qui leur est possible contre ceux qui s'efforcent de les guerir par des raisonnemens, desquels tous les esprits qui ne sont point troublez sont capables, & tournent leur cholere & leur haine à l'encontre de telles personnes, les estimans quelque chose de mal, pource qu'ils opposent les conditions d'icelles à ce qu'ils imaginent faussement estre bien ; ainsi ayans l'entendement peruerty, ils croyent le bien estre le mal, & le mal estre bien.

De sçauoir comme cela arriue, ny les Philosophes, particulierement ceux qui ont suiuy Platon, comme Plotin, Pline, Ficin, Apuleie, Pomponace, non plus qu'Aristote & toute sa sequelle, auec les Medecins tant Grecs qu'Arabes, & les Poëtes Grecs & Latins, ne l'ont pas esclairci en telle sorte qu'on ayt encor veu quelque escrit lequel soit paruenu iusques à nous, où les causes de cette maladie soient si intelligiblement couchées, qu'on n'en puisse plus douter ; bien que quelques vns se soient meslés d'en escrire de propos deliberé, comme Plutarque, Cœlius Calcagninus, Leon Hebrieu, Langius & Horstius Platerus Medecins Allemands, Valeriola & Delrio en ses *Recherches de Magie*. Et à dire le vray il faut sçauoir comme se font toutes les autres especes de Folie & d'alienation d'esprit, pour bien expliquer celle là ; ce qui n'a esté iusques à present, selon mon sentiment, declaré bien distinctement par les Philosophes & Medecins, tant anciens que modernes, pour n'auoir pas trouué vne connoiſſance aſſez eſtenduë qui leur peut expliquer toutes les particularitez qui ſe rencontrent dans les actions des ſens internes des animaux, & particulierement de l'homme qui les poſſede le plus parfaitement. Ie diray icy ce que i'ay penſé ſur ce ſuiet, & qui m'a paru vray ſemblable, en ayant deſia donné quelques traits dans mon *Pentagone*, & dans ma *Doctrine nouuelle des fievres*, & auſſi en ayant communiqué par lettres auec Monſieur des Cartes, l'vn des plus capables & plus digne d'auancer par ſon eſprit, & ſes continuelles obſeruations la perfection que la Philoſophie naturelle attend de ce ſiecle. Et peut-eſtre que cet eſchantillon fera que quelque perſonne plus heureuſe & plus intelligente que moy s'efforcera de donner quelque choſe au public ſur cette matiere, laquelle n'a pas eſté traitée comme elle deuoit iuſques icy.

I'ay donc creu voyant dans le cerueau que cette glande appellée vulgairement par les Anatomiſtes *conarion*, n'ayant point d'autre partie entre tant d'autres, dont eſt composé diuerſement tout le corps; ſoit pour ſa ſubſtance, laquelle ainſi que l'experiẽce le fait voir dans les diſſectiõs s'éuanouyt comme le camphre exposé à l'air en partie, & en partie ſe reſout comme le ſel au ſentiment de l'humidité; ſoit par la liaiſon qui attache iuſques aux moindres particules, les vnes auec les autres par le moyen des veines, des arteres, & des nerfs; d'autant que cette glande reſſemblante à vne pomme de pin, bien qu'elle ſoit aſſiſe tout proche, & au commencement d'vn tiſſu [illegible] de veines & d'arteres qui s'assemblent tant du vase veneux, lequel passe par dessus elle, que des quatre branches d'arteres lesquelles viennent premierement de costé & d'autre pour s'emboucher auec les rameaux d'iceluy, elle ne reçoit pas le moindre rejetton dans sa substance, se separant aisément de tout cét embrouillement de vaisseaux, estant seulement contiguë au canal du vase veneux, où elle tient tant soit peu; en estant facilement detachée par l'Anatomiste, lequel prend garde à ce qu'il fait, ainsi que le remarque Vesal. I'ay creu dis-ie, considerant ces particularitez si notables, outre la couleur differente du cerueau, & des glandes voisines sur lesquelles elle est assise comme sur vn Thrône au milieu & commencement du cerueau, à l'entrée du dernier ventricule; & estant seule en cet endroit, d'où il semble que l'esprit animal s'estend, & se rappelle en soy dans ce noble donjon de nostre corps. Qu'elle auoit vn plus noble vsage que ceux qu'on luy attribuë ordinairement dans les anatomies; & que c'estoit le receptacle de toutes les idées, lesquelles se rendent par les cinq sens externes au dedans, & qui raisonnablement doiuent aboutir à vn mesme lieu, comme à vn poinct & centre, lequel ne peut estre autre que cette partie, tant à raison du lieu de sa situation, que pour la noblesse de sa substance, & les autres priuileges dont nous venons de parler. Ainsi tenant pour tout asseuré que lesdites idées, ou especes receuës par les organes des sens externes, venans à se rendre en ce lieu, par vne commu-

D 5 ni

nication toute telle que M. des Cartes sus-allegué, a enseigné en sa *Dioptrique*, & dont i'ay fait mention en mon Pentagone. I'ay creu que ie pourrois dire, que les especes de toutes les substances, auec leurs diuers accidens, y pouuoient estre mises en mesme façon qu'on peut voir en vn miroir Spherique, quoy que petit, la representation de toutes les choses qui sont dans vne vaste campagne; & en mesme ordre que les indiuidus sont sous les especes, & les Especes sous les Genres. Que pour cela la figure de ceste glandule estoit plus estenduë en sa partie basse, & plus aiguë en son haut; estant vray-semblable qu'il faut bien plus de lieu pour estendre les indiuidus, que les especes, & les genres qui rangent tout cela sous eux; à quoy la figure du *Cone* se trouuoit tres-propre; & que toutes ces idées se mouuoient diuersement par le mouuement de l'esprit animal, occupant ce lieu agité par l'esprit vital de nature contraire, selon ce qui a esté dit en la *Doctrina noua Febr.* Mais que dans ces mouuemens d'idées, elles se treuuoient tousiours jointes par le verbe *EST*, lequel est comme au sommet (rayonnant par tout de ce poinct) & selon leur esgalité, ou inesgalité, formoient par ce moyen le vray & le faux, comparées les vnes aux autres, comme deux lignes entr'elles, & a vne troisiesme par la premiere proposition des *Elemens de Geometrie* d'Euclide. Et de vray la simple enunciation se forme de deux termes simples, conjoints par le verbe *EST*, & pour raisonnement ou Syllogisme parfait ne peut

estre

estre formé que de trois termes, ou idées comparées les vnes aux autres, iointes ainsi que dessus, en forme de trois propositions, comme l'a si clairement & diuinement fait remarquer aux hommes le grand Aristote en cet *Organe* admirable qu'il nous a laissé.

Tellement que les choses estant de la sorte comme ie le pourrois preuuer plus au long, s'il estoit de besoin. On peut rendre raison pourquoy les enfans ne peuuent parler si tost qu'ils sont nés, du moins qu'ils ont vn peu de force: d'autant que par le moyen de cette doctrine on remarque aisément que n'ayans encor donné entrée & assiete aux idées des choses particulieres, non plus qu'à celles de leurs noms, ils n'en peuuent parler, bien loin d'auoir receu les idées generales, lesquelles seruent à faire la comparaison necessaire à cet assemblage qui forme le raisonnement, pource qu'elles ne naissent dans cette partie que de la multitude assemblée des particulieres; ces vniuersalitez ne venant point de dehors par les sens externes, mais se formants ainsi au dedans. Et c'est pourquoy les enfans ne peuuent raisonner qu'à mesure que l'âge leur donne moyen de faire ces productions; & que dans la virilité sur le milieu de la vie, les raisonnemens & les conseils sont meilleurs. Ainsi quand le mouuement de ces especes est trop hasté, & comme troublé & confondu, il arriue qu'on resue, & dit-on choses impertinentes, assemblant mal à propos vne espece auec l'autre, & tirant des consequences ridicules comme font les yurongnes, ausquels la partie sulphurée du vin a eſmeu la chaleur de l'eſprit de vie ; excitant par ce moyen, & troublant l'eſprit animal agité par la preſence de ſon aduerſaire ; le meſme arriue aux phrenetiques dans la fievre, auſquels la chaleur naturelle eſt concentrée violemment & contre nature, comme nous l'auons enſeigné ailleurs ; & auſſi en dormant dans les ſonges, qui fait qu'on meſle des ſujets ſi differents enſemble. Auſſi les bilieux pour la meſme raiſon ſe troublent : & ceux qui ont le ſang vn peu vif, font des gaillardiſes & extrauagances ridicules le plus ſouuent. Mais des melancholiques il en va tout autrement ; car ils ſont attachez preſque touſiours à vn meſme ſujet, ce qui ne dure qu'vn moment aux autres, perſiſte plus long-temps en eux, & ſouuent n'arriue qu'en vne choſe, parce qu'il ny a que cette idée mal diſpoſée, & comme hors de ſon rang ; en telle ſorte qu'ils n'errent qu'en ce ſujet, comme font volontiers ceux qu'on nomme vulgairement Hypochondriaques, leſquels au reſte ont le iugement bon, & raiſonnent fort à propos, ſi ce n'eſt quand on tombe ſur le ſujet de leur erreur, lors ils font des pieces eſtranges, & s'emportent au delà de toute raiſon, parce que cette idée ſe treuue comparée mal à propos à pluſieurs qui n'ont nulle conuenance auec elle, non plus qu'vn homme auec ductile, ou vne pierre auec animal.

C'eſt en ce genre d'extrauagans où nous auons rangés les malades amoureux leſquels auſſi ſont triſtes, ſi ce n'eſt lors qu'on leur parle du ſujet de leur amour ; car l'eſprit animal venant à

s'exal

[illegible] en cette idee, appliquée a d'autres qui luy sont agreables (car il faut remarquer que l'esprit [illegible] se plait à tout ce qui est bon, & se desplait [illegible] ce qui est mal, i'en diray les raisons ailleurs, cela estant autant de la Philologie, que de la Philosophie) il attaque là l'esprit igné contenu dans les arteres voisines qui y montent du cœur, d'où vient que s'excitant par ce moyen comme le feu par le vent du soufflet, le poulx se hausse, & devient fort & viste, variant en vn moment, comme le remarqua Erasistrate au fils de Seleucus amoureux de sa belle mere Stratonice, qui faillit à en mourir, & Galen en la femme de Boëce languisante d'amour pour le baladin Pylades. Aussi les Philtres principaux en troublant l'esprit produisent l'amour, & augmentant la chaleur & la secheresse dans les corps produisent vne [illegible]ineration melancholique propre à rendre amoureux. D'où vient que le pauure Lucrece mourut insensé ayant pris de ces breuuages, & [illegible]te pucelle à qui Basile en auoit fait donner, crioit & se tourmentoit pour le voir comme enragée, de mesme celle de laquelle S. Hierosme escrit en la vie de S. Hilarion. Et veritablement ce sont la plus part des venins qui s'employent pour cet effet, selon le recit des Poëtes, & de quelques Philosophes, mesme de quelques vieux liures Penitentiaux, ou de cas de conscience, alleguez par Delrio en ses *Recherches Magiques*. Ces simples troublans l'esprit animal, en deprauant l'esprit vital qui l'émeut, font tout ce desordre selon mesmes ce qui s'est peu voir cy-

dessus

dessus de ces filles pucelles picquées par la Tarente. Car pource qui arriue par l'abus des choses sacrées en plusieurs façons tres-impies & tres-execrables, alleguées par le Iurisconsulte Grilland, traittant des Sortileges, par le Theologien Bosius parlant du miracle qui arriua en la Marche d'Ancone, dans le Chronique du Prestre Siffridus, & par Sprengerus Cuspinian, Lelohyerus, & autres, i'estime que les esprits malins qui ont la connoissance desdites drogues les peuuent supposer ou immediatement, ou mediatement pat le moyen des sorciers, le reste (i'entens les superstitions alleguées, & impietez) ne seruant que de pact & de signe entre le Diable & son valet l'Enchanteur; mesmes les demons qui sont des esprits, se pouuans introduire (Dieu le permettant ainsi) dans les corps des personnes, peuuent eux-mesmes esmouuoir & fixer ces idées & especes par la science, qu'ils ont beaucoup plus accomplie que les hommes des choses naturelles, & de leur action & vertu. Ie ne pense pas qu'il soit trop difficile de rendre raison des autres accidens, desquels tous les Practiciens font mention, apres ce que i'ay dit iusques icy. C'est pourquoy il est temps de traiter du moyen de guerir ces pauures affligez.

Et puisque nous auons dit qu'ils sont attaquez de mesme espece de folie que les hypochondriaques, il faut aussi les traiter comme eux. Or d'autant qu'ils ne se guerissent pas par des paroles; d'autãt que ce sont trop foibles idées, & qui n'entrent que par le sens de l'oreille pour les guerir, il

Il faut auoir des effects qui se communiquent par l'attouchement, du sens bien plus propre à communiquer quelque chose à l'interieur de la Phantasie qu'aucun autre, d'autant qu'à bien parler tout sens externe est attouchement, mais plus foible, declinant de force apres le vray & proprement ainsi nommé. Ainsi celuy qui croyoit n'auoit point de teste, ne pouuant estre amené par raison à recõnoistre ce qui le trompoit, sentant vn heaume fort pesant sur la sienne, & s'en plaignant la raison le gaigna pour le faire reconnoistre : mais quand on ne peut pas se seruir de ce cinquiesme sens, il faut tacher de faire connoistre la verité du moins par deux ou trois des autres, comme on fit à celuy qui ne vouloit pas pisser, croyant faussement ne le pouuoir faire sans inonder tout l'vniuers, lequel fut amené au sens de l'attouchement pissant par la persuasion, par les cris, & les allarmes des citoyens, faignans que le feu auoit embrasé la ville, & qu'il ne pouuoit estre esteint que par son secours, en complaisant à son erreur, & par la veuë, & l'odeur de la fumée montant iusques au logis où il estoit, s'accomplit le reste. Il faut exercer le mesme enuers les amoureux malades, quand la seule raison ne peut pas penetrer en leurs esprits, aprés y auoir employé les remedes purgatifs vuidans les humeurs melancholiques & salées, propres à fomenter cette mauuaise disposition, selon la description de Valeriola, traitant le fils d'vn Marchand affligé de ce mal, en ses Obseruations. Il faut leur faire comprendre leur erreur par des effects qui se communiquent

nique par leurs cinq sens, [illegible] commodément, en se reglant [illegible] les trois sortes de biens, sc. *de l'[illegible] du corps & de la fortune*. Pour les premiers, [illegible] qui rompe le col à l'amour comme [illegible]té qui arriue de la part de la personne aymée, qui peut-estre sollicitée en cachette par des personnes accortes, pour cet effet à contrarier les [illegible]tiõs & les occupatiõs spirituelles, ausquelles celle qui ayme prend plaisir auec plus de satisfaction, cõme sont la Philosophie, la Musique, l'Astrologie, la Marchãdise, & voila pourquoy prudemment les Casuistes ont creu que la diuersité de culte, ou Religions estoit vn des signalez empeschemens entre deux personnes qui se voudroient marier, ainsi que l'escrit Bonacina en sa *Theologie Morale*, apres Angelus de Clauasio, & les autres, d'autant que les perpetuelles altercations qui naistroient de ceste difference, pourroient dissoudre l'amitié, & par consequent l'vnion, [illegible]ction, consentement, & acceptation des mariez, qui est la forme du mariage comme dit le mesme Bonacina.

Pour ce qui regarde les biens du corps, ils fournissent vne matiere bien plus puissante pour rompre le col à ceste desordonnée passion, parce qu'ils peuuent se communiquer par les sens plus aysement, & faire entrer plus facilement les effects des maux leur contraires. Ainsi vne maladie conneuë en la partie aymée, la rend haïssable, si outre le recit de quelqu'vn on s'en apperçoit comme du haut mal, de quelque affection sale [illegible] contagieuse, comme des accidens exter-[illegible] verole, la [illegible], la ladrerie, les [illegible] autres seulement sales comme la cou[illegible] d'estre punais, rendre des excremens, [illegible] vrine ou autres extremement puans, ainsi qu'il a esté noté cy deuant par Guyon en deux Histoires notables, & qui seruent grandement à ce propos. Pareillement la puanteur des aisselles & des pieds; Quelques vlcere vilain & horrible à veoir, tel que celuy qui fit perdre à Remond Lulle l'amour insensé qui le tenoit pour certaine Damoiselle qui l'en retira, en le luy monstrant par ce moyen. Cet artifice seruit grandement aux filles de Gisulfe Duc de Friuil, lesquelles tōbées en la puissance des Barbares ne peurent mieux leur oster l'amour, & deffendre leur chasteté qu'en cachant des morceaux de chair pourrie sous leur sein, qui puoient si horriblement que ces amoureux les quitterent bien-tost, croyās que cette mauuaise odeur estoit ordinaire aux Lombardes. Ainsi Hypatia d'Alexandrie se desfit d'vn amant, fol & importun, en luy laissant voir l'horreur & la saleté du vilain flux qui luy suruenoit à chaque mois. Et cet homme de bien qui ne se peut guerir de la folie d'amour, où l'auoit precipité vne maistresse, mesme apres sa mort, qu'il ne l'eust embrassée toute pourrie & pleine de vers dans le tombeau, iusques à ce que la puanteur luy fit mal au cœur, & le chassa. La consideration de la fortune peut aussi beaucoup, si à l'improuiste on peut faire veoir par effet la necessité de la personne aymée en habits, en meubles & viures dans son logis, la multitude de ses creanciers, sur tout à l'endroit des femmes, comme il se voit par cette amie de Sosicrates, de laquelle l'amour dura autant qu'il y eut de l'argent en sa bourse, ainsi que le dit l'epigramme Grec fait sur ce sujet. Contre les arts du diable, il faut recourir à Dieu.

De la maladie qui arriue aux enfans appellée les Soyes *par le vulgaire de ce pays.*

Chapitre VIII.

CEtte maladie est celle qui est nommée par les Languedoquois, au rapport de Toignet Chirurgien à Paris dans le liure de Guillemeau, *le Masquelon*, Ambroise Paré, Chirurgien François, écriuant en sa langue maternelle, l'appelle les *Cridons*, mais ce nom aussi est tiré de la mesme Dialecte, qui dit *Criddar* pour *Crier*, à cause des cris que les enfans font estans atteints de ce mal. Ils se tourmentent, dit cet Autheur, comme s'ils auoient des espines au dos, en se tournant çà & là. Cela vient de certains petits poils, gros & assez espais, de la longueur d'vne petite espingle. C'est pourquoy nos Lyonnois, & leurs voisins les Dauphinois (chez lesquels i'ay exercé la Medecine) appellent ce mal

le

soye, d'autant que ces poils ont la durté, & la blanche couleur, leur bout qui vient à paroistre, noircissant au dessus du sur-cuir aux soyes des pourceaux. Et pource que c'est espece de poil, il a esté nommé par Montanus, Saxonia, Crato, Dudithius, Horstius, & Tardinus *Morbus Pilaris*, bien que le vray *Morbus Pilaris* duquel parle Aristote, soit bien autre chose, comme nous le ferons voir ailleurs, Dieu aydant. Sennertus Schenckius, Kufnerus, Reusnerus, & Vierus ont creu que c'estoient des petis vers qui naissoient sous la chair dans les parties musculeuses du corps. Ceste opinion n'est pas esloignée de ceux lesquels ont creu que le traicté de cette maladie appartenoit à celuy *de Dracunculis*, desquels Galen a parlé sans les auoir veu; comme aussi quelques autres Medecins Grecs apres luy, sçauoir Aëce & Paul d'Egine: mais particulierement les Arabes, comme Auicenne dans les œuures duquel elle est appellée *Vena Meden*, à cause du Pays de Mede, où elle est fort frequente. Rhazis a conserué ce nom, quoy qu'aussi elle soit appellée en ses liures *Vena ciuilis*, & dans ceux d'Abinzoat elle est nommée *Vena Mediana*, & en Arabe Halalalnachalaidini. Mais de tous ceux qui luy ont donné des diuerses appellations, il n'y a personne qui m'aggrée plus que le sçauant Alzarauius, par lequel elle est ditte *Vena exiens*; car veritablement ce n'est autre chose qu'vn excrement moulé au dedans, selon la longueur & la circonference du tuyau de la veine, en mesme façon que ce qui se voit,

 bien

tinuellement, comme s'ils [illegible] des [illegible]nes, & la connoissance qu'on [illegible] s'ils [illegible] noz pelus ou non. Cela estant [illegible] prom[illegible]ment passer à la cure; car autrement [illegible] maigreur à la fin les consume, & la [illegible] cris souuent leur excite des conuulsions, [illegible] pernicieux accidens. Cette cure consiste [illegible] ouurir les pores & donner issue excitant [illegible] la chaleur naturelle par quelques attractifs [illegible] plus legers. Les femmes de Languedoc au rapport de Guillemeau, se seruent des frictions faites auec le plat de la main par le bas du dos & les reins iusques au cropion; celles de ce pays y adioustent leur saliue & s'il apparoit des bouts de poil picquans, & fort durs, semblables aux soyes de porceaux incontinent elles les ostent auec les ongles, ou bien auec des petites pincettes semblables à celles desquelles on se sert pour arracher les poils des sourcils. Paré pour les faire sortir se sert de l'eau vn peu plus tiede, les lauant, & puis les frottant de miel incorporé auec farine de froment, ayans ces deux simples medicamens beaucoup de force pour les attirer dehors. Sennertus atteste qu'en son pays on pratique la mesme chose; ce que i'estime plus que la façon de traitter supestitieuse obseruée en Pologne au rapport d'André Dudith par certaines personnes qui mettent les enfans dans vn bain d'eau chaude où on iette vne poignée de mie de pain auec vn peu de cendre & ayant coulé l'eau de la cuue & ramassé tout ce qui est espars au fonds en vne masse, ils la tirent toute remplie de cheueux qui

la

[illegible]ient meslangez par dedans, & continuent plusieurs iours voyans continuellement diminuer de temps à autre cette multitude de poil, iusques à ce qu'il ne s'en treuue plus. Pour moy ayant souuent traité des enfans affligez de ce mal, outre les remedes allegués cy-dessus, ie me suis heureusement seruy d'vne couane de lard, faisant frotter les parties charnuës des enfans auec la partie interieure d'icelle en telle sorte qu'ils en ont esté merueilleusement soulagez, & plus promptement gueris. Ce remede agit outre les vertus manifestes par lesquelles il attire par vne signature merueilleusement conforme à plusieurs des choses lesquelles se rencontrent en ce mal. Et me souuiens qu'estant en Dauphiné ie fis pratiquer ce remede en l'enfant du Sieur Perrin auec vn succez nompareil, tous les autres ayans esté desia inutilement employez. Aussi sert beaucoup de donner aux enfans des medicamens lesquels ont vertu de corroborer & de pousser les humeurs du centre à la circonference; comme fait particulierement la *Confection d'Hyacinthe*, laquelle i'ay fait employer quelquefois auec quelques cuillereés d'eau de *Chardon benit*, & d'eau de *Noix vertes*, & quelquefois tant soit peu de Theriaque de moyen aage. Et voilà sommairement ce que i'auois à dire sur cette incommodité.

E 4 *D'vne*

D'vne maladie appellée Peripneumonia, *qui a regné en ces dernieres années en Italie, & se voit à present en ce Royaume.*

CHAPITRE IX.

VINCENT Baronius Medecin de *Forli* petite ville proche de Rauenne située aux bords du Golphe de Venise, voyant cette maladie regner populairement en ces quartiers là principalement l'année 1633. en a fait vn long & docte Traité digne d'estre leu de tous les Medecins, lesquels voudront reussir heureusement & auec honneur dans leur employ. Ce n'est pas qu'auparauant, ainsi que luy mesme la remarque, quelques Medecins ne s'en soient apperceu, comme Fernel, Dodoneus, Oetheus, Colle & quelques autres; mais ce n'a esté que par quelques particulieres Obseruations, & comme en passant. L'entiere descouuerte appartient à cet Autheur nouueau, duquel i'emprunteray icy la description auec le nom pour expliquer cette incommodité, laquelle i'ay veuë en ce Royaume auec toutes ses circonstances en plusieurs & diuers malades tant icy qu'à Paris depuis que ie pratique la Medecine, & proteste auec

verité

[illegible]té d'auoir remarqué que la plus part des Medecins lesquels ont rencontré des malades attaints d'icelle ont mal succedé, faute d'auoir appris plusieurs beaux preceptes tirez de la doctrine & de l'experience de cet excellent Docteur. Voicy donc comme il depeint ce nouueau monstre, en la preface de son œuure, tel qu'il apparut par toute la Romagne en la susdite année
,, 1633. enuiron le mois de Feburier. Apres cer-
,, tains vlceres, & certaines fauces esquinances
,, se manifesta vne douleur poignante aux enui-
,, ron de la poictrine accompagnée de fievre,
,, toux, difficulté de respirer, ne se tenant pas
,, tousiours en vn mesme endroit; mais tantost
,, occupant le costé droit, tantost le gauche,
,, maintenant au dessous de l'aisselle, puis au des-
,, sous de la gorge, vers le bras, au dos sous les
,, espaules se faisant ressentir; mais en la pluspart
,, sous les costes les plus basses, & en quelques
,, vns au milieu de la poictrine, & enuiron le
,, creux de l'estomach aux autres; aux vns elle
,, dura quatre iours, aux autres sept; puis s'eua-
,, nouissoit & changeoit quelquefois de place
,, auec vne merueilleuse & notable instabilité.
,, Cette douleur ne se manifestoit le plus souuent
,, qu'apres le 2. troisiesme & 4. iour, ressemblant
,, à la pleuresie fausse, & plusieurs ne se pou-
,, uoient coucher sur le costé malade; Il y en auoit
,, lesquels ne sentoient cette douleur que lors
,, que l'enuie de toussir les prenoit, & d'autres
,, toussoient & respiroient difficilement sans
,, grande douleur. Le plus commun accident

„ duquel ils estoient tous saisis, estoit la toux & „ la difficulté de respirer, auec vn bouillement, & „ carcassement, (comme on parle en ce pays vul- „ gairement) crachans crud & sanglant, & quel- „ quesfois auec vn meslange de couleur saffranée „ & verdastre; vne joüe & quelquefois toutes „ les deux estoient extraordinairement rouges, „ la fievre continuoit, & s'augmentoit en quel- „ ques vns par interualles, puis se diminuant auec „ vne soif intolerable, vn degoust estrange, „ veilles, douleur de teste, & réuerie. Par fois „ dans la rigueur du mal ils souffroient des maux „ de ventre, apres lesquels les malades rendoient „ des vers. Aux femmes particulierement & aux „ enfans sortoient des taches sur la peau en for- „ me de pourpre; à quelques vns le mal se ter- „ minoit par la guerison, ou par la mort au se- „ ptiesme iour; & plusieurs à l'onziesme; mais „ à la plus-part au quatorziesme. Ceux-là estoiēt „ plus facilement deliurez lesquels crachoient „ auec quelque facilité auant le septiesme, prin- „ cipalement si on leur auoit tiré beaucoup de „ sang au commencement, ou s'ils auoient beu „ force eau tiede; car ils reposoient longue- „ ment & se trouuoient deliurez par des gran- „ des sueurs. Voilà l'histoire de cette maladie fidellement traduite des Escrits de cet Autheur Italien, lequel a obserué auec grand soin tout ce qui pouuoit estre souhaitté pour la bien connoistre, & ramassé auec grand labeur & diligence tout ce qui se pouuoit tirer des liures anciens & modernes pour faire sortir en public cette cõnois-

sance

ſance auec eſclat & vtilité. Toutefois ſelon mon aduis, ny luy ny ceux qui l'ont precedé, n'en ont pas reconnu aſſez particulierement & parfaitement les veritables cauſes, ſans leſquelles on ne peut connoiſtre les moyens ny la methode pour en procurer touſiours vne heureuſe gueriſon. Bien que i'eſtime que cet excellent eſprit, (que le Ciel nous a enuié s'il eſt aſſeuré ce que le Sieur Hieronymus Bardius tres-ſçauant & tres-curieux Philoſophe & Medecin de Gennes m'a eſcrit depuis quelques mois) a approché de ſi prés la voye certaine & indubitable d'entrer clairement en cette connoiſſance, que s'il euſt tant ſoit peu apperçeu les principes dont nous auons eſcrit ſans ambiguité dans noſtre *Pentagone*, & apres dans noſtre *Doctrine des fievres*; & de cette merueilleuſe œconomie que nous auons nouuellement obſeruée par la voye d'Anatomie dans le corps humain, apres en auoir appris les principes de l'admirable Docteur Harueus; Il nous auoit preuenu pour dire: Que ce qui empeſche principalement la reſpiration eſt vne occupation des lieux les plus voiſins des *anaſtomoſes* ou embouchemens de la veine arterieuſe, & de l'artere veneuſe dans le centre du poulmon, en telle ſorte que l'air froid n'y pouuant paruenir, pour doucement temperer l'ardeur du ſang eſleué du ventricule droit du cœur par la veine arterieuſe, afin de le faire retomber dans le gauche auec plus de facilité eſtant tant ſoit peu condensé, par l'artere veneuſe, il arriue comme vne ſuffocation, & la chaleur s'augmente en tout le poul-

mon

mon, icelle s'irritant co[illegible] qui l'em-
pesche d'exhaler & chasser son [illegible], qui est l'air froid lequel la tient de si prés, [illegible] vne matiere salée qui le reçoit aisement, [illegible] qu'il soustient tout l'effort que peut faire le [illegible] de la nature par son opiniastreté. Cet air [illegible] esté appellé par nous aux lieux sus-alleguez *Mercure*, principe lequel a son siege dans l'air, demonstré par experiences & obseruations naturelles, inconnu iusques à present sinon à quelques Philosophes Alkimistes lesquels ont tenu cette connoissance secrette & reseruée pour leur grand Oeuure, car c'est veritablement luy qui peut operer toute espece de transmutation rencontrant vne conuenable disposition elementaire. Cette verité est euidemment confirmée par ce qui a esté dit cy dessus de l'effect de l'eau tiede beuë en cette maladie; Icelle seule ayant pouuoir de resoudre les sels mercuriaux & volatils (comme parlent les Chymiques) il ne se faut pas estonner, si elle detache puissamment cet ennemy de nostre chaleur, du giste qu'il a occupé pour arrester la liberté du mouuement du sang & du feu de la nature, lequel prend la racine de son mouuement dans les concauitez du cœur. Car pour la saignée elle n'y profite que pource que decroissant la quantité du sang, il vient auec plus de lenteur & moins abondamment dans le ventricule droit du cœur; & par consequent l'esprit qui l'accompagne dans la veine arterieuse est plus libre pour se mouuoir auec luy en la conjoincture des emboucheures qui suiuent de l'artere veneuse

nase, d'où vient qu'iceluy est bien plus facilement victorieux. Mais si on continuë, & le centre du corps estant impur, on attire les excremens dans les veines, le mal s'accroit, & si ce n'est que le malade soit extremement robuste (la cause salée se fortifiant pour receuoir la partie froide & mercuriale de l'air) la suffocation en arriue bien plûtost, comme il se voit par le carcassement où tombent les malades auant que mourir. C'est pourquoy l'experience a fait voir à ce prudent & auisé Baronius desia tant loüé par nous en ce chapitre, que la cure auec vn conuenable regime de viure estant cōmencée par la saignée selon les forces abondantes, apres vn lauement à l'exemple de Heraclides; ainsi que l'a laissé par escrit Aurelianus, il faut la continuer incontinent dés les premiers iours deuant le quatriesme, selon l'aduis de l'ancien Autheur auquel on attribuë *le 4. liure des Maladies aiguës* d'Hippocrate, & de ce diuin Vieillard, au 29. Aphor. de la sect. 3. & au 10. de la 4. en donnant vne purgation legere & lenissante. Sans alleguer les Remedes qu'il propose, ny ceux lesquels Martin Ruland a employé en semblable cas appellant ce mal *Fausse peripnumonie.* I'en mettray vn lequel m'a souuent & fort heureusement reussi premierement en la féme d'un Maistre Apoticaire de Dauphiné.

♃. decocti pectoralis .j. ex fol. fructibus, seminibus & fl. pectoralibus temperatioribus in aq. facti ℥. ix. in quibus dissolue pulpa cassiæ fistul. è tubulis recens extractæ ʒ. vij. syrupi violati, violacei ℥. ij misce ff. potio.

Ce

Ce breuuage est extremement trouble, mais ie proteste icy en verité de ne l'auoir iamais ordonné à aucun attaqué de cette maladie au commencement selon l'ordre cy-deuant escrit, que ie n'aye veu venir le malade à vne crise tres-heureuse par vn crachement facile, & finalement par vne sueur. Au lieu que quelques vns suiuans la methode de ceux qui saignent en tout temps & en tout rencontre par vn abus du siecle tres-damnable, ont veu mourir les malades qu'ils auoient entre leurs mains par la negligence d'vn si salutaire remede. Ce que i'ay obserué l'hyuer passé en vne grande Dame, lors qu'en mesme temps ie fis entendre à son mari estant appellé apres les autres Medecins, ainsi qu'elle estoit aux extremitez, qu'vn de ses sujets tombé de mesmes accidens que ladite Dame sa femme se trouuoit en voye de guerison, n'ayant esté traité que par moy, mais par vn ordre tout opposite qui est le sus-allegué. Que ceux donc qui se treuueront en semblable rencontre y auisent. Pour le reste de la cure il est si clair dans les autres Practiciens qui traittent de la Peripneumonie & Pleuresie que ie ne fais point de difficulté d'y renuoyer le Lecteur, s'il ne peut auoir tout le Traitté de Baronius digne d'estre leu, examiné, cheri, & retenu par tous ceux qui veulent acquerir heur, capacité & reputation au fait de la Medecine humaine.

FIN.

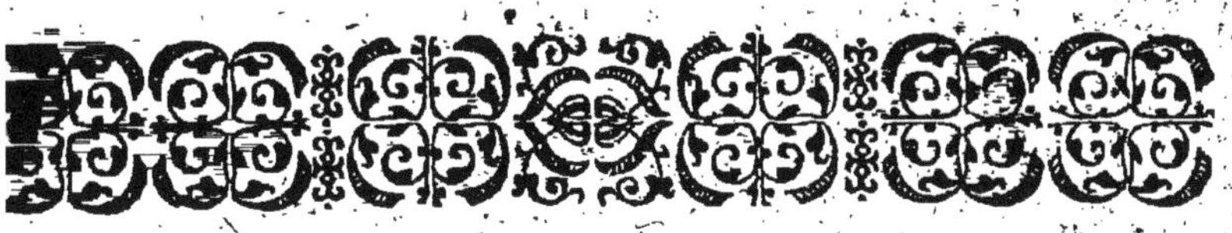

TABLE DES PRINCIPALES MATIERES DV SECOND TOME, DV MIROIR DE LA beauté, & ſanté corporelle.

LIVRE PREMIER.

Traictant de la goutte, de la groſſe verole, de la petite verole, ou rougeole, & des fievres.

De la goutte, ou mal artritique. Chap. 1. feuillet 1.

F

De la

Les

Table des Matieres.

Purgation

Table des Matieres.

Curation

rante s

LIVRE DEVXIESME.

Traictant des maladies externes, & des tumeurs contre nature.

Furoncle

De la

Du

Definitions

Curation

LIVRE TROISIESME.

Traictant des playes.

De la

Essay

Quand

Playe

LIVRE QVATRIESME.

Traictant des vlceres.

Des

LIVRE CINQVIESME.

Traictant des fractures & dislocations des os.

Sa

Reduction

LIVRE SIXIESME.

Qui traicte de certaines beautez, & difformitez d'aucunes parties obmises : auec plusieurs beaux remedes vniuersels pour se rendre beau de toute sa personne, s'entretenir en sa beauté, bonne disposition, & comme se r'ajeunir.

Ongle

De la

Du

TABLE

DE PLVSIEVRS HISTOIRES REMARQVABLES, QVI SONT en ce second Tome, dignes d'estre leües.

FIN DE LA TABLE DES HISTOIRES.

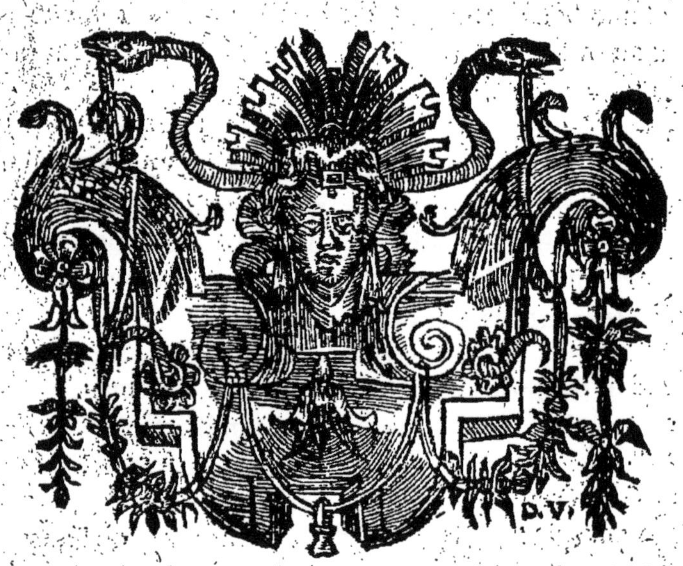

www.ingramcontent.com/pod-product-compliance
Ingram Content Group UK Ltd.
Pitfield, Milton Keynes, MK11 3LW, UK
UKHW020156200726
13856UKWH00003B/1026

9 782011 928771